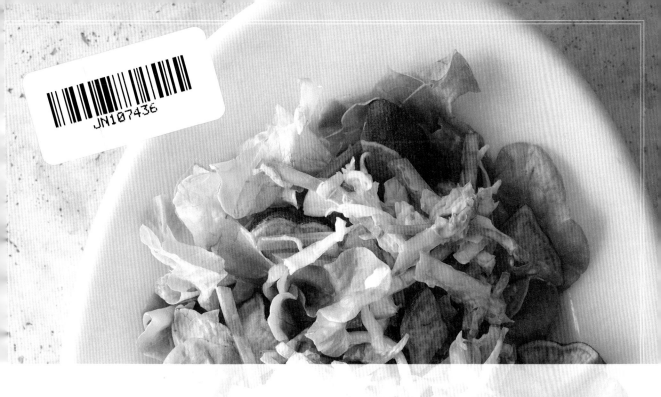

\ 3kg体重リセットは簡単！ /

5日だけゆる断食！
インターバルダイエット

管理栄養士
—— 麻生れいみ ——

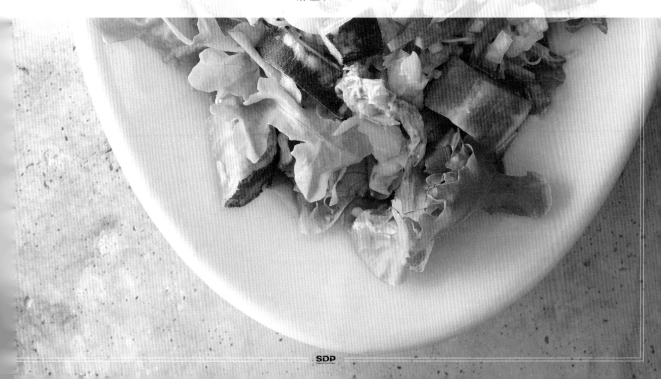

1カ月に連続5日間、カロリーを半分にするだけ！
サラダ&スープのゆる断食でスルスルやせる！

私は、過去に20kgの減量に成功して、人生が変わりました。その方法は、豚しゃぶサラダにハマったことがきっかけ。ただただ「おいしいおいしい！」と豚しゃぶサラダをモリモリ食べていると、どんどん体重に変化が……。

当時は、ただやせたことに喜びを得ていましたが、しだいに「なぜ食べているのにやせるのか？しかも、お肉をたくさん……」と追求するようになりました。のちにわかったのが、それこそ最近はやりの「糖質オフ」だったのです。

このことがきっかけで、私は管理栄養士の道に進み、自分の体験をもとにたくさんの方のダイエット指導をしています。もちろん自分の体型もキープ！

年を重ねながらキープする中でつくづく大切に思うこと……それは「ただやせるのではなく、美しくやせること」「ただ生きるのではなく、健康に生きることの喜び」です。

管理栄養士として指導にあたらせていただくと、どうしても糖質オフをする生活が難しい、あと数キロやせるだけでいい、断食を取り入れたいけれどハードなことは難しい、などという方もいらっしゃいます。

そこで、美容と健康に気をつかいながら、ライフスタイルの一環として長く続けられるダイエットを、今回新たにお教えします。

みなさんはファスティングってご存じでしょうか。いわゆる「断食」です。

海外では今ファスティングがたいへん流行していて、いろいろな方法があり、効果を示す論文もたくさん出ています。

今回のダイエットのルールは、1カ月に連続5日間だけ、総摂取エネルギーを半分から3分の1に落とす。残りの25日は通常の食事でOK。

これだけです。

今回はゆるく断食するため、断食に似せたレシピを開発しました。このレシピ通りに作れば、栄養バランスもカロリーもコントロールできます。

月に一度、間隔をあけて断食をしていくダイエットなので、本書では `インターバルダイエット` と呼んでいます。半年に一度でもアンチエイジングの効果があるといわれています。

米国で行われた検証試験では、ゆる断食を3カ月間繰り返したところ、脂質異常や高血糖の傾向があった方たちの体重や血圧、血糖値、中性脂肪値、コレステロール値などが軒並み低下。体脂肪は減るけれど筋肉は落ちないという、いいことずくめと言っていい結果が出たそうです。

`麻生式インターバルダイエット` も、今回モニターさんに体験してもらい、全員が1回目で体重を落とすことに成功。これはまさにエビデンスつきのダイエット法！

これを続けることで、あなたの人生が楽しく美しく、自信を持って成功へと導いてくれるものになりますように。

きっかけは糖質制限ダイエット。
20kgやせて管理栄養士になり、
ますます"美しくやせる"を考えました。
このたび、**全く新しいダイエット**
をご紹介します。

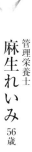

管理栄養士
麻生れいみ
56歳

デブ時代から
一気にやせて
人生が一転！

After
−20kg

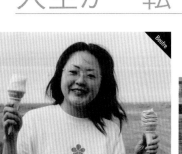

アイスクリーム
2個持ち！

「カレーは飲み物」
が口グセでした

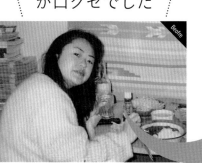

CONTENTS

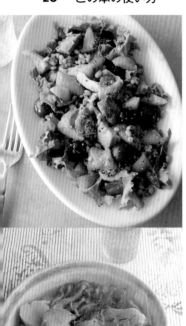

Chapter1 >>> 1日目 1食完結型サラダ & スープ

1日目にチョイスする食事　SALAD

1日目にチョイスする食事　SOUP

1日目にチョイスする食事　ONE-POT ~小鍋~

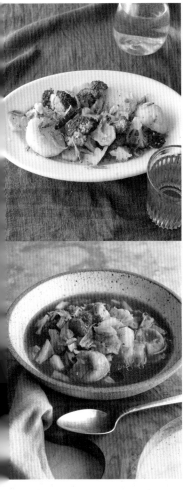

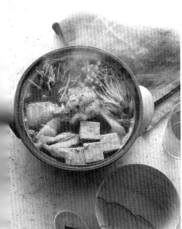

ゆる断食でやせる メカニズム

完全な断食ではなく、総摂取エネルギー（カロリー）を半分に抑える「ゆる断食」を5日間連続で行うインターバルダイエット。効用や取り入れ方など、理解するところからスタート！

体脂肪減で筋肉量増の いいことずくめのダイエット

近年のアンチエイジング研究では、栄養を十分に確保しながら1日の総摂取エネルギーを7割程度に制限する「カロリス*」が、単にやせるだけでなく、長寿遺伝子を活性化して老化を防ぎ、健康長寿につながると報告されています。「1カ月に5日間だけのゆる断食」は1日の総摂取エネルギーを半分にするので、さらに効果的。そして、それだけでなく、一定期間だけゆる断食を行い、そのあとはまた戻すことを繰り返すことにより、継続しやすいうえ、やせる、体脂肪が減る、筋肉量の増加、メタボ解消などの効果があることがわかっています。

＊カロリーリストリクション＝ Calorie Restriction

やせる！体と頭も スッキリする！

5日間のゆる断食で 細胞を飢餓状態と認識させる

幹細胞がなんとか生き延びようとして ストレス耐性が強化され、 老化がストップし、代謝もアップ

デトックスが進行し、幹細胞が増えて 細胞の再生力を高める

糖質とたんぱく質を減らす ＝ エネルギーを抑える！

＼ カロリーバランスはどうなる？ ／

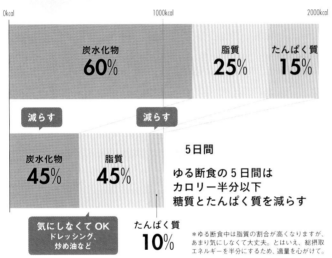

25日間 25日間はたんぱく質も
しっかりバランスよく食べる

0kcal　　　　　　　1000kcal　　　　　　　2000kcal

炭水化物 **60**%　脂質 **25**%　たんぱく質 **15**%

減らす　　減らす

5日間

炭水化物 **45**%　脂質 **45**%

ゆる断食の5日間は
カロリー半分以下
糖質とたんぱく質を減らす

気にしなくてOK
ドレッシング、
炒め油など

たんぱく質 **10**%

＊ゆる断食中は脂質の割合が高くなりますが、
あまり気にしなくて大丈夫。とはいえ、総摂取
エネルギーを半分にするため、適量を心がけて。

カロリーバランスのこと

米国の研究では、25日間の食事は総摂取エネルギー2000kcalで、炭水化物から60%、脂質から25%、たんぱく質から15%程度の割合で摂取していますが、連続する5日間は摂取エネルギーを必要量の半分から3分の1に落とし、炭水化物と脂質からそれぞれ45%、たんぱく質から10%程度という割合で食事をとっています。このバランスを保つことが大切です。

炭水化物ー食物繊維＝糖質です。糖質は減らしますが、食物繊維はしっかり摂取しましょう。

朝、昼、夜の取り入れ方

5日間連続で摂取エネルギーを半分にすることと、糖質、たんぱく質を減らし、脂質は多めにということさえ意識すれば、あとはどんな食べ方をしても大丈夫です。「朝食、昼食はほぼ通常通りに食べて夕食だけ抜く」といったやり方でもいいですし、「朝、昼、夜の食事をそれぞれ通常の半分にする」という方法でもいいでしょう。

例えば **日中はしっかり食べたい人は？**
このパターン

朝	昼	夜
通常通り	通常通り	抜く

例えば **夜も少しでも食べたい人は？**
このパターン

1日のトータルで
「だいたい半分」に！

朝	昼	夜
半分	半分	半分

ゆる断食の方法

実際に、5日間連続のゆる断食を行う際の方法を理解しましょう。
また、それによって得られるうれしい効果にはどんなものがあるか見ていきましょう。

1カ月のうち 5日間だけ 総摂取エネルギーを 半分に

ゆる断食をするとやせるメカニズムが理解できたら、次に具体的なゆる断食の方法を覚えましょう。基本は、5日間連続で総摂取エネルギーを半分にすることと、糖質、たんぱく質を減らし、脂肪は多めでOKということ。それさえ意識すれば、あとはどんな食べ方をしても大丈夫です。例えば、プロテインをパウダーで1日40gとる習慣のある人は、5日間はそれをやめて野菜やきのこ中心の食事に変えたり、卵の白身を食べずに黄身だけにするだけでも、たんぱく質量は減りますので工夫して。また、この本では、1日目と、2〜5日目に食べるといいサラダとスープのレシピを豊富に紹介していますので、参考にしてゆる断食に挑戦してみましょう。

ゆる断食の方法

1カ月のうち連続する5日間だけ 総摂取エネルギーを通常の半分にする

＊初日は1200kcal程度（たんぱく質10%／脂質45%／炭水化物45%）
＊2〜5日目は900kcal程度（たんぱく質10%／脂質45%／炭水化物45%）

それ以外の25〜26日はビタミンや食物繊維など 栄養をバランスよくとれる通常の食事にする

糖質、たんぱく質を減らし、 脂質は多めでよい

総摂取エネルギーが半分になる5日間は 極端に激しい運動は避ける

ゆる断食の大効果

この本のレシピを取り入れながら、ゆる断食に挑戦すると、さまざまな健康効果が得られます。
ダイエット、美容、健康など、すべてにうれしい効果ばかりです。

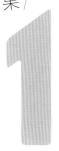

\効果/ **1**

体脂肪を減らす！

筋肉は減らさず増える傾向に

体脂肪を1kg減らすには、約7000kcal分のカロリーを減らすことが必要です。1日の総摂取エネルギーを2000kcalとした場合、初日は1200kcal、2〜5日目は900kcalに減らすので、5日間で5200kcalのエネルギーを減らすことになるため、体脂肪は確実に減ることになります。ただし、これを続けると、筋肉が減る、骨が弱くなる、免疫力が低下するなどのマイナス面もあります。5日間だけ制限して、また元に戻していくことで、筋肉は減らさず増える傾向にあることがわかっています。

\効果/ **2**

代謝が上がる！

血糖値、血圧など
メタボ指数が軒並み改善！

5日間のカロリー制限で、あえて飢餓状態に近い状態にすることによって、幹細胞（分裂して全く同じ細胞をつくる能力と、さまざまな別の種類の細胞に分化する能力を持つ、組織や臓器のもとになる細胞のこと）がなんとか生き延びようと、さまざまなファクターを出しますが、中でも代謝アップのスイッチが入ることがわかっています。そして、それにより膵臓のβ細胞が再生するため、血糖値が高い人は下がるという説も。血圧が下がる、メタボ指数が改善するなど、うれしい効果も期待できます。

\効果/ **3**

デトックス！

毒素の排出力を高め、
サビた細胞をリセット！
老化もストップ

ゆる断食をすると、疲れた消化器官を休ませ、腸内環境を整えることで、毒素の排出力を高めたり、サビた細胞をリセットします。代謝行為である「入れ替え、再生、解毒、排出」のすべてがスムーズになり、体内機能が活性化されるのです。また、ゆる断食で細胞が飢餓状態に陥ったとき、すでにあるたんぱく質を分解するオートファジーが活性化することで、全身の細胞の再生力が高まり、多くの疾患リスクを低下させたり、細胞の老化を遅らせることもできるわけです。

食べ方のポイント3

ゆる断食を始めるなら、まずは食べ方のルールをおさえましょう。ポイントは、たんぱく質、主食の選び方と食物繊維の取り入れ方です。上手に食べて効率的にやせましょう。

POINT 1 たんぱく質は動物性より植物性

動物性たんぱく質の量を減らす

ゆる断食は、1日の総摂取エネルギーを半分にすることがポイント。そのためにはたんぱく質の量を極力減らすことが必須となりますが、中でも動物性たんぱく質を減らすことが重要です。なぜなら、赤い肉、乳製品、卵などの動物性たんぱく質には、腸内環境を乱す大きな要因のひとつ、飽和脂肪酸が含まれているからです。飽和脂肪酸のとりすぎは腸内環境のバランスを崩すことにつながり、健康を害することに。ゆる断食できれいにやせて健康を保ちたいなら、動物性より植物性を、動物性の中ならオメガ3系脂肪酸を含む魚介類や白い肉を選びましょう。

白い肉と魚介類はOK！

動物性たんぱく質

肉

魚介類

卵

乳製品

まごはやさしい＋白い肉を選びましょう

ま 豆類	**ご** ごま	**は(わ)** わかめなど海藻	**や** 野菜	**さ** 魚	**し** しいたけなどきのこ	**い** いも類
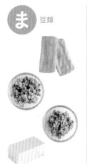			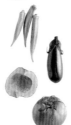		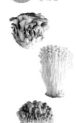	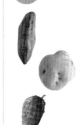
豆腐、大豆製品、納豆など。たんぱく質、ビタミン、食物繊維が豊富。	たんぱく質、食物繊維、カルシウム、ミネラルなどが豊富。	たんぱく質、ビタミン、ミネラル、食物繊維が豊富。	ビタミン、ミネラルが豊富。	たんぱく質や鉄分がたっぷり（水銀の少ない魚）。	ビタミンや食物繊維が豊富。	炭水化物、糖質、ビタミンC、食物繊維が豊富。

POINT 2 主食は完全に抜かず種類を替える

糖質はカットしても食物繊維は減らさない

摂取エネルギーを減らすためには、たんぱく質のほかに糖質も減らしましょう。ただし、主食を完全に抜くのは NG。なぜなら、主食を抜いてしまうと、食物繊維の摂取量が減ってしまうため。腸内環境を良好に保つには食物繊維が必要なので、白米ご飯は玄米や押し麦、もち麦入りなどに替え、食パンはライ麦パンや全粒粉パンに替えましょう。甘い菓子や飲料はとらないよう心がけて。

\ 主食は未精製の穀物に替えて食物繊維の摂取を /

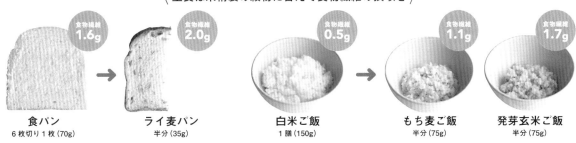

食パン	→	ライ麦パン		白米ご飯	→	もち麦ご飯	発芽玄米ご飯
食物繊維 1.6g		食物繊維 2.0g		食物繊維 0.5g		食物繊維 1.1g	食物繊維 1.7g
6枚切り1枚(70g)		半分(35g)		1膳(150g)		半分(75g)	半分(75g)

POINT 3 食物繊維はたっぷりとる

水溶性＆不溶性、両方の食物繊維を継続的にとる

腸内環境を整えるためには食物繊維をたっぷりとることが必要です。食物繊維には腸内細菌のエサになる水溶性と腸の粘膜を増やす不溶性の2種類があり、これらをバランスよく摂取することがベスト。水溶性食物繊維は大麦や海藻に多く含まれ、不溶性食物繊維は野菜やきのこ、豆類、ナッツ類に含まれます。サラダやスープなら、これらの食材をたっぷりとれるのでおすすめです。

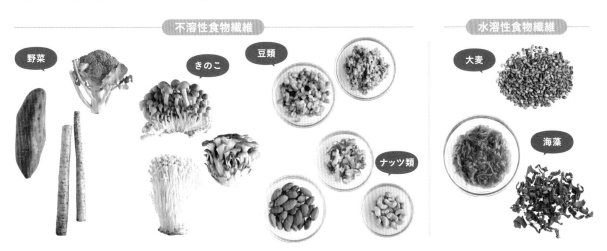

不溶性食物繊維　野菜　きのこ　豆類　ナッツ類

水溶性食物繊維　大麦　海藻

何をどれくらい食べる？

ゆる断食のOK食材&分量の目安

ゆる断食では1日目と2〜5日目でそれぞれOK食材や分量が変わるので、確認することが大切です。
実際にどれくらいの分量を食べたらいいのかを見ていきましょう。

1日目 >>> 1日1200kcal に抑えるには

雑穀米やいも類などの複合炭水化物と少量のたんぱく質の組み合わせ

摂取エネルギーを減らすために糖質を完全カットする方向に走りがちですが、食物繊維がどうしても不足してしまいます。できるだけ未精製の穀類をとるほかに、じゃがいも、里いも、さつまいもなどのいも類や、りんご、ベリー、アボカドなどの低糖質の果物に含まれる複合炭水化物を摂取するように心がけましょう。また、1日目は1日の総摂取エネルギーが1200kcalなので、ナッツ類やたんぱく質も少しだけとってOK。ただし、食べすぎはエネルギーオーバーになりがちなので、ナッツ類、白い肉、魚介類、大豆製品、卵は分量を守って食べましょう。

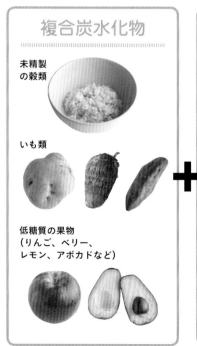

複合炭水化物

未精製の穀類

いも類

低糖質の果物
（りんご、ベリー、レモン、アボカドなど）

+

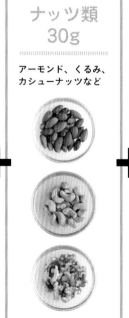

ナッツ類 30g

アーモンド、くるみ、カシューナッツなど

+

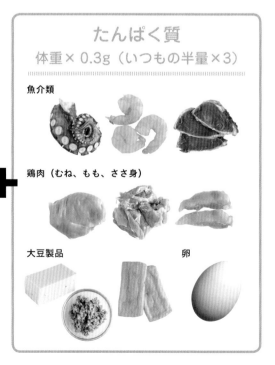

たんぱく質
体重×0.3g（いつもの半量×3）

魚介類

鶏肉（むね、もも、ささ身）

大豆製品　　　　卵

2〜5日 >>> 1日900kcal に抑えるには

たんぱく質を
できるだけ抑えて
カロリーをセーブ

2〜5日目は1日の総摂取エネルギーが900kcalと1日目より300kcalも少なくなるので、たんぱく質を極力減らしましょう。魚介類、鶏肉を少量にし、代わりに桜えび、削り節、ちりめんじゃこなどをプラスすれば、不足しがちなミネラルが摂取できます。そして、糖質も減らしますが、1日目と同様、食物繊維は減らさないのがポイント。食物繊維の多いそばや雑穀、いも類、きのこ、れんこんなどをメインに、ネバネバ野菜のオクラやめかぶ、とろろ昆布などの海藻を意識し、水溶性と不溶性の食物繊維をバランスよく取り入れましょう。

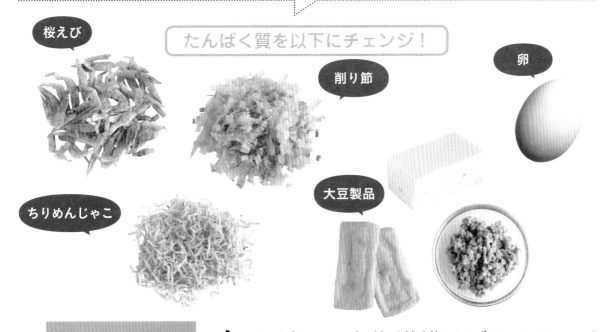

桜えび　削り節　卵　ちりめんじゃこ　大豆製品

たんぱく質を以下にチェンジ！

＋ 糖質を減らす ➡ ただし、食物繊維は減らさない！

Q 自炊できないときは？

A コンビニなどを活用して。そして食べる量を半分にすること

1日3食、この本のレシピで自炊して食べるのがベストですが、自炊できないときもあるはず。そんなときはコンビニを活用したり、市販品を上手に利用しましょう（詳しくはP52〜53）。また、油脂は多めにとってもいいので、普段の食事の量を半分にする、たんぱく質は極力減らし、卵なら1個まで、豆類や大豆製品をメインにして摂取するなど、普段の食事にひと工夫するのでもOKです。

Q 飲み物はどうする？

A 水、お茶を中心にミルク・砂糖なしの飲料を選んで

食事に気をつけても、意外と落とし穴なのが飲み物。清涼飲料水やミルク・砂糖入りの飲み物は糖質が多く含まれるのでNG。基本は水とお茶、炭酸水などにしましょう。コーヒーを飲むならブラックを、紅茶なら無糖を選びましょう。毎朝、牛乳を飲む人は、動物性たんぱく質の摂取を減らすためにも、豆乳に切り替えるなど工夫して。ただし、飲みすぎはカロリーオーバーを招くので要注意です。

月イチ5日間だけゆる断食！
こんなふうに食べましょう

麻生れいみ

おすすめメニュー例

この本のレシピはどれも、計算し尽くされた優れたレシピ。その日に食べたいものを自由に選んでOK！
まずは迷ったら、麻生れいみおすすめの5日間プログラムを実行してみて。

1日目 >>> Total 1149kcal

朝	昼	夜

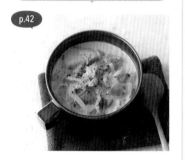

p.42

あさり缶でクラムチャウダー

p.24

サーモンとアボカドの
大豆もち麦ボウル

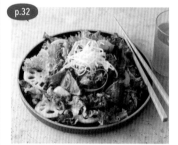

p.32

かつおのたたきとれんこんの
キムチサラダ

2日目 >>> Total 817kcal

朝	昼	夜

p.76

大豆の豆乳トマトポタージュ

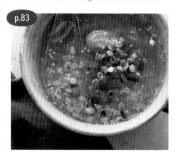

p.83

梅とろろ昆布の
雑穀入り注ぐだけスープ

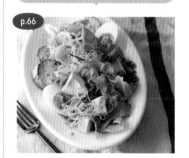

p.66

卵とアボカドの簡単サラダ

3日目 >>> Total 847kcal

朝	昼	夜
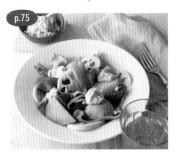 p.75	p.53	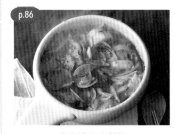 p.86
彩り温野菜レンジサラダ	《コンビニで》 オクラとなめこと海藻のサラダ ＋雑穀おにぎり ＋ナッツ類 10g（4〜7個）	あさりのチゲ鍋
	Advice 時間がなくて自炊できないときはコンビニでチョイスできるメニューを。ナッツなどをプラスすれば栄養バランスも保てます♪	Advice 夜は鍋にすると、調理が簡単なうえ満足度が高く、お腹が満たされます。

4日目 >>> Total 909kcal

朝	昼	夜
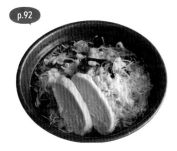 p.92	p.53	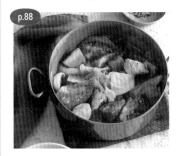 p.88
スープで食べるもち麦 ごま香るわかめアレンジ	《コンビニで》 ごぼうと海藻の明太マヨサラダ ＋きのこのみそ汁 ＋ナッツ類 10g（4〜7個）	トマトとかぼちゃの洋風鍋

5日目 >>> Total 861kcal

朝	昼	夜
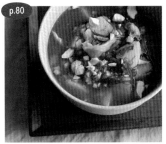 p.80	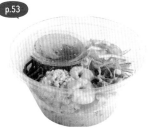 p.53	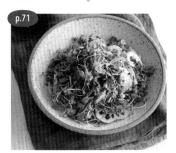 p.71
長いもと納豆、めかぶ、 ナッツのみそ汁	《コンビニで》 ピリ辛春雨サラダ ＋ナッツ類 10g（4〜7個）	ケールとれんこんの シャキシャキサラダ

モニター3人が全員やせた！

インターバルダイエットの効果…

インターバルダイエットの新着レシピをモニターさんに5日間試してもらいました。
その効果、なんと成功率100％！見た目、体重、体調のすべてをリポートします。

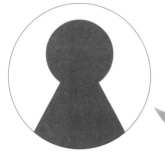

> 調味料が少なくてもおいしいことにびっくり！
> 今まで入らなかったパンツが久しぶりに
> はけるようになりました。大成功です (^o^)
>
> はじめにレシピを見たときは味が薄いのではないかと心配でしたが、オリーブ油
> やごま油と野菜の旨味で、調味料が少なくてもおいしい！　野菜が豊富で彩りが
> よく、満足感があります。お通じもよくなりました。コンスタントに体が軽くなり、
> 3食食べているのに5日後にはー2.2kg！　これからも月1回、5日間がんばっ
> ていきたいと思います。簡単レシピなので無理なく続けられそう。

Kさん 39歳

start

1日目

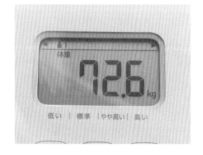

低い｜標準｜やや高い｜高い

朝 >>> 昼 >>> 夜

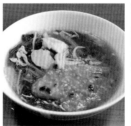

鶏肉と小松菜の
雑穀スープ

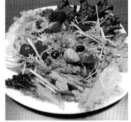

雑穀とほたて、
水菜のサラダ

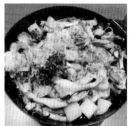

長いものアヒージョ風
オイル鍋

2日目

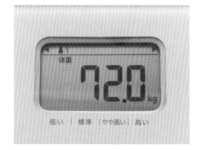

低い｜標準｜やや高い｜高い

朝 >>> 昼 >>> 夜

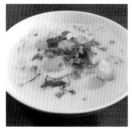

かぶと里いもの
豆乳スープ

トマトとポテトの
お麩入りスープ

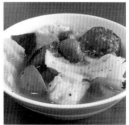

トマトとかぼちゃの
洋風鍋

3日目

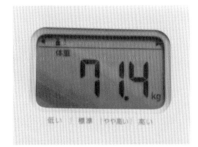

71.4 kg

低い | 標準 | やや高い | 高い

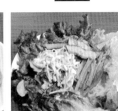

朝 >>> 昼 >>> 夜

油揚げと根菜の
和風カレースープ

かぼちゃと豆もやしの
桜えびナムルサラダ

じゃこと長いも、
きのこの和サラダ

4日目

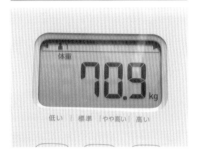

70.9 kg

低い | 標準 | やや高い | 高い

朝 >>> 昼 >>> 夜

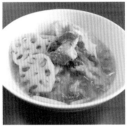
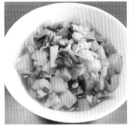
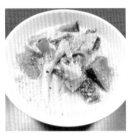

さば缶とれんこん、
白菜のグレインズみそ汁

もち麦の和風野菜スープ

スモークサーモンと
かぼちゃの豆乳スープ

5日目

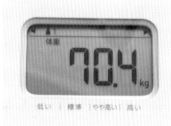

70.4 kg

低い | 標準 | やや高い | 高い

朝 >>> 昼 >>> 夜

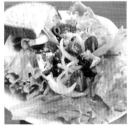
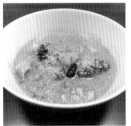
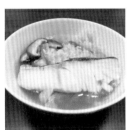

全粒粉バゲットとトマト、
いわし缶のサラダ

大豆の豆乳
トマトポタージュ

たらの塩麹鍋

5日で −2.2kg

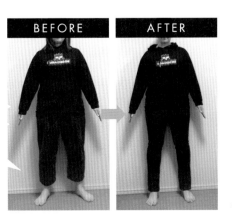

BEFORE → AFTER

今まで入らなかったパンツが
久しぶりにはけるように！
左のパンツは今まではいていたもの。
おなかまわりと太ももが
確実に細くなりました！

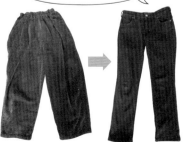

Iさん 40歳

身長 147cm の私でもスルッと2kgやせ！
2日目から甘いものを欲しなくなったことに衝撃でした

もともと、ほぼ毎日スイーツを食べないと落ち着かなかったのですが、1日抜いたところ、甘いものへの欲求がかなり減りました。日に日に糖質依存がなくなり、食べたいとも思わなくなったことに衝撃。毎朝撮影をしてくれている小学3年の息子からも「やせてきたね！」と言われてうれしいです。たった2kgですが、自覚できるほど体も顔もスッキリ。脚のむくみもなくなり、毎日快便でおなかまわりも細くなりました。レシピが彩り豊かで、作るのが楽しかったです。

1日目　45.9kg

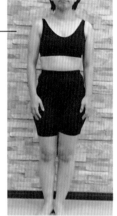
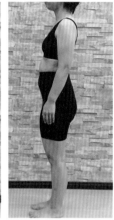

朝	サーモンとアボカドの大豆もち麦ボウル
昼	鮭とまいたけ、かぼちゃ、キャベツの炒め焼きサラダ
夜	春雨とほたてのサンラータン風
間食	蒸しもち麦 40g

2日目　45.3kg

朝	なすとトマトのシーフードマリネサラダ
昼	油揚げと香味野菜とそばのサラダ
夜	春雨とじゃこの中華風サラダ

3日目　44.9kg

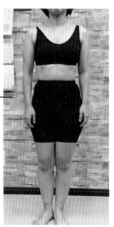
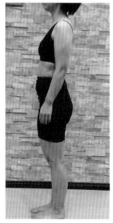

朝	ケールとれんこんのシャキシャキサラダ
昼	さつまいも、キャベツとにんじんのコールスロー風
夜	ブロッコリーとポテト、桜えびのペペロンサラダ

4日目　44.3kg

朝	卵とアボカドの簡単サラダ
昼	大豆もち麦とごぼうのポン酢サラダ
夜	カリフラワーとじゃがいも、ほうれん草の明太ソースサラダ

5日目　43.9kg

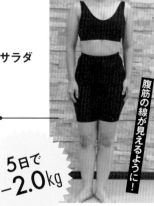

5日で −2.0kg

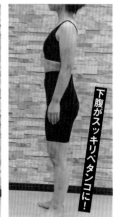

腹筋の線が見えるように！

下腹がスッキリペタンコに！

朝	大豆もち麦とごぼうのポン酢サラダ
昼	ケールとれんこんのシャキシャキサラダ
夜	ブロッコリーとポテト、桜えびのペペロンサラダ

Rさん 42歳

こんなに食べていてやせるのかな？と思いましたが
5日目には1.6kg減。
短期間で確実に減らせるのがすごい！

お料理は食材の旨味が出て、しっかり味がありました。かなり食べ応えがあるものも多く、ファスティングを何度かしたことがある私にとっては、空腹感やつらさを考えるとかなりラクに実践できました。飲み物はブラックコーヒー、お茶、ハーブティーを砂糖なしで。野菜がたくさん入るので、噛むことで満腹感を得られました。これからも定期的にゆる断食をして、体重を減らしていきたいです。

1日目

58.5kg
体脂肪率 **29.9**%

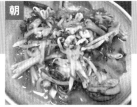
朝
春雨とほたての
サンラータン風

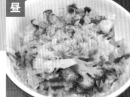
昼
長いものアヒージョ風
オイル鍋

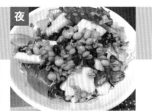
夜
蒸し雑穀の
ネバネバサラダ

2日目

58.3kg

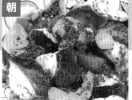
朝
なすとトマトの
シーフードマリネサラダ

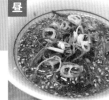
昼
梅とろろ昆布の雑穀入り
注ぐだけスープ

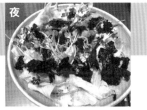
夜
油揚げと香味野菜と
そばのサラダ

3日目

57.8kg

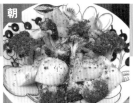
朝
ブロッコリーとポテト、
桜えびのペペロンサラダ

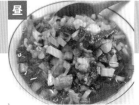
昼
もち麦の
和風野菜スープ

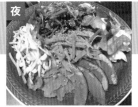
夜
かぼちゃと豆もやしの
桜えびナムルサラダ

4日目　**57.1**kg

- 朝　油揚げと香味野菜とそばのサラダ
- 昼　卵とアボカドの簡単サラダ
- 夜　かぼちゃと豆もやしの桜えびナムルサラダ

5日目　**56.9**kg ／ 体脂肪率 **28.8**%

- 朝　なすとトマトのシーフードマリネサラダ
- 昼　卵とアボカドの簡単サラダ
- 夜　鶏肉と小松菜の雑穀スープ

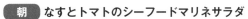
お気に入りのメニューは繰り返しリピート

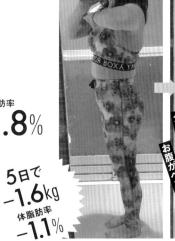
BEFORE　AFTER

全体に体が小さく！
お腹がへこんだ！

5日で
−1.6kg
体脂肪率
−1.1%

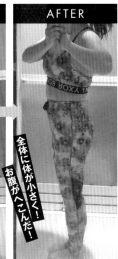

この本の使い方

● 材料は、基本的に 1 人分で表示しています。

● 小さじ 1 は 5㎖、大さじ 1 は 15㎖、1 カップは 200㎖です。

● 作り方の火かげんは、特に表記がない場合、中火で調理してください。

● 電子レンジの加熱時間は、特に表記がない場合、600W のものを使用したときの目安です。500W のものなら時間を約 1.2 倍にしてください。また、機種によって多少異なることもありますので、様子を見ながらかげんしてください。

● フライパンは原則として、フッ素樹脂加工のものを使用しています。

● だしは、こぶと削り節中心の和風だし（市販品で OK）です。スープは、顆粒または固形スープの素（コンソメ、ブイヨンの名の市販品）でとった洋風または中華だしです。

● 野菜類は、特に表記がない場合、洗う、皮をむくなどの作業をすませてからの手順を説明しています。

＊注意事項＊

以下の人は、ゆる断食はおすすめできません。必ず医師に相談してください。

① 18 歳以下の方
② たんぱく質欠乏の方
③ 大豆、ナッツ、セロリ、ごま、大麦にアレルギーがある方
④ 妊娠中の方
⑤ 病疾、疾患のある方
⑥ BMI が 18 未満の方
⑦ 過食、拒食傾向の方

インターバルダイエットの体重の減り方には個人差があります。また、体調や環境によってはうまく減量できないこともあります。体に異変を感じたときはすぐに中止して医師に相談してください。

Chapter

1

ゆる断食ダイエット

1日目の

1食完結型

サラダ＆スープ

¶Recipe¶

5日間のダイエット初日は、ボリューム満点のサラダとスープで
合計1200kcalを目安に食事をとりましょう。雑穀や魚介を使ったしっかり
おいしいレシピだから、ダイエット中でも満足できる食事ができるはず！

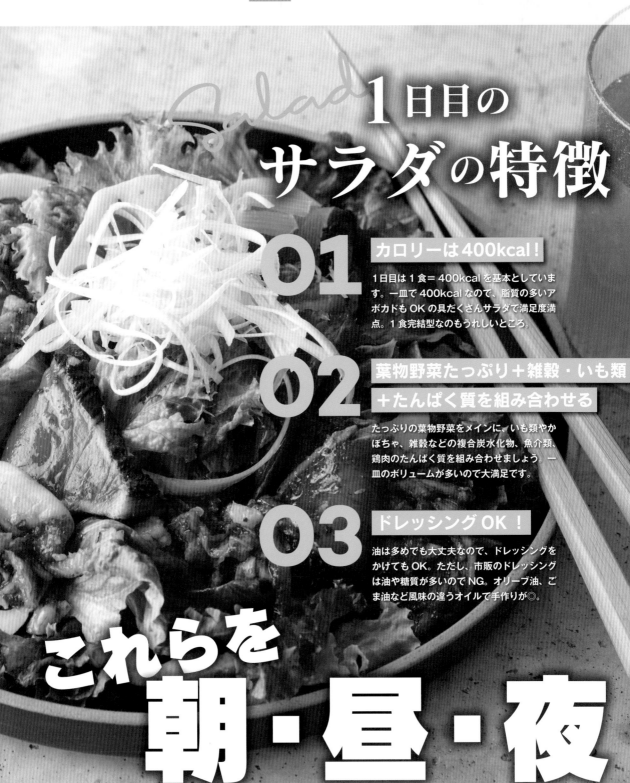

1日目の食事は

1日目の サラダの特徴

01 カロリーは400kcal！

1日目は1食＝400kcalを基本としています。一皿で400kcalなので、脂質の多いアボカドもOKの具だくさんサラダで満足度満点。1食完結型なのもうれしいところ。

02 葉物野菜たっぷり＋雑穀・いも類 ＋たんぱく質を組み合わせる

たっぷりの葉物野菜をメインに、いも類やかぼちゃ、雑穀などの複合炭水化物、魚介類、鶏肉のたんぱく質を組み合わせましょう。一皿のボリュームが多いので大満足です。

03 ドレッシングOK！

油は多めでも大丈夫なので、ドレッシングをかけてもOK。ただし、市販のドレッシングは油や糖質が多いのでNG。オリーブ油、ごま油など風味の違うオイルで手作りが◎。

これらを 朝・昼・夜

この章から選びましょう

1日目の
スープの特徴

Soup

01
カロリーは400kcal！

400kcalのスープは、意外とボリューム満点！　朝食に取り入れれば、体が温まって代謝アップ。夕食に取り入れれば、胃腸にやさしく、満腹感も続いて安眠効果も。

02
根菜たっぷり＋雑穀・いも類
＋たんぱく質を組み合わせる

汁ものやスープは、食物繊維の豊富なごぼう、にんじん、れんこんといも類、雑穀に魚介類や鶏肉、大豆製品を組み合わせます。味つけも和、洋、中の幅広い味で変化をつけて。

03
汁もの、スープだから
お腹がふくれる！

1食完結型の汁ものとスープは、腹持ちがいい！　たっぷりの具材と水分が多く、根菜をたくさん使うことで噛む回数も多くなります。夕食には満足感の高い小鍋もおすすめ。

1食ずつ食べる！

Day 1 SALAD

1日目は、摂取エネルギーをゆるやかに減らし、1食400kcal前後に抑えることを目標にします。
この章のサラダから選べば、バランスよくカロリーコントロールできるうえ、食べ応えも満点。
断食は1日目がつらいですが、これなら始めやすく続けやすいはず。

サーモンとアボカドの組み合わせはおいしいうえに美容にもgood

サーモンとアボカドの
大豆もち麦ボウル

材料(1人分)

蒸し大豆ともち麦ミックス......................1/2袋 (35g)
サーモン (刺し身用)..30g
アボカド... 1/2個
パプリカ (黄) 1/4個
ミニトマト 4個
ブラックオリーブ... 3個
リーフレタス 3枚
レモン汁 小さじ1/2
A 【オリーブ油..大さじ1
　白ワインビネガー、粒マスタード 各小さじ1
　塩、粗びき黒こしょう .... 各少々】

作り方

1 アボカドは一口大に切り、レモン汁をかける。パプリカ、サーモンは一口大に切る。

2 ボウルに1、ミニトマト、蒸し大豆ともち麦ミックス、ブラックオリーブを入れて和える。

3 リーフレタスは食べやすい大きさにちぎって器に敷き、2を盛り、混ぜ合わせたAをかける。

食材memo

＜蒸し大豆ともち麦ミックス＞
便秘解消に効果的な食物繊維が豊富。プチプチの食感で満足感も◎。

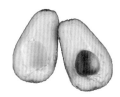

＜アボカド＞
栄養豊富で、脂肪燃焼効果のあるビタミンB2などを多く含む。

エネルギー	たんぱく質	脂質	炭水化物	食物繊維
393kcal	15.2g	30.2g	17.8g	6.2g

淡泊なささ身に粒マスタードの味わいがマッチ！

もち麦とささ身、 アボカドのサラダボウル

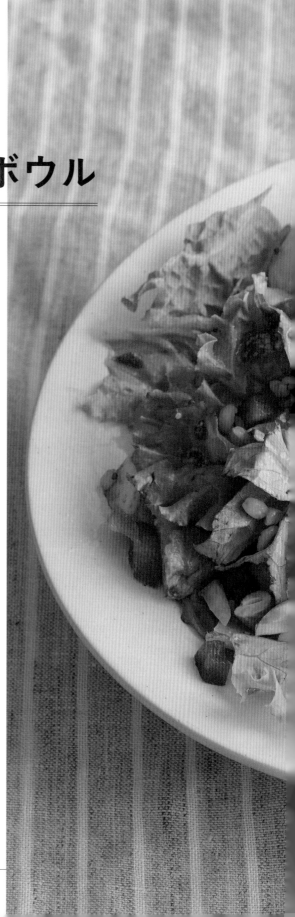

材料（1人分）

蒸しもち麦（または炊いたもち麦）....................35g	
鶏ささ身....................1本（50g）	
アボカド....................1/2個	
玉ねぎ....................1/4個	
パプリカ（赤）....................1/4個	
リーフレタス....................3枚	
カシューナッツ....................10g（約7個）	
焼酎....................大さじ1	
塩....................ひとつまみ	
A【オリーブ油....................小さじ2	
レモン汁....................小さじ1	
粒マスタード....................小さじ1	
塩、こしょう....................各少々】	

作り方

1 ささ身は3等分くらいのそぎ切りにし、耐熱容器に入れて焼酎と塩をかける。ふんわりとラップをして電子レンジで1分加熱し、粗熱をとる。

2 アボカドは1.5cm角に切る。玉ねぎは粗みじんに切り、水にさらして水けをきる。パプリカは粗みじんに切る。リーフレタスは食べやすい大きさに切り、カシューナッツは砕く。

3 ボウルにAを入れて混ぜ合わせ、1、2、蒸しもち麦を加えて和える。

食材memo

＜蒸しもち麦＞

水溶性食物繊維が豊富。市販品を使えば手軽に取り入れられる。

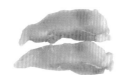

＜鶏ささ身＞

低カロリーでヘルシー。淡泊な味わいで幅広いメニューに使える。

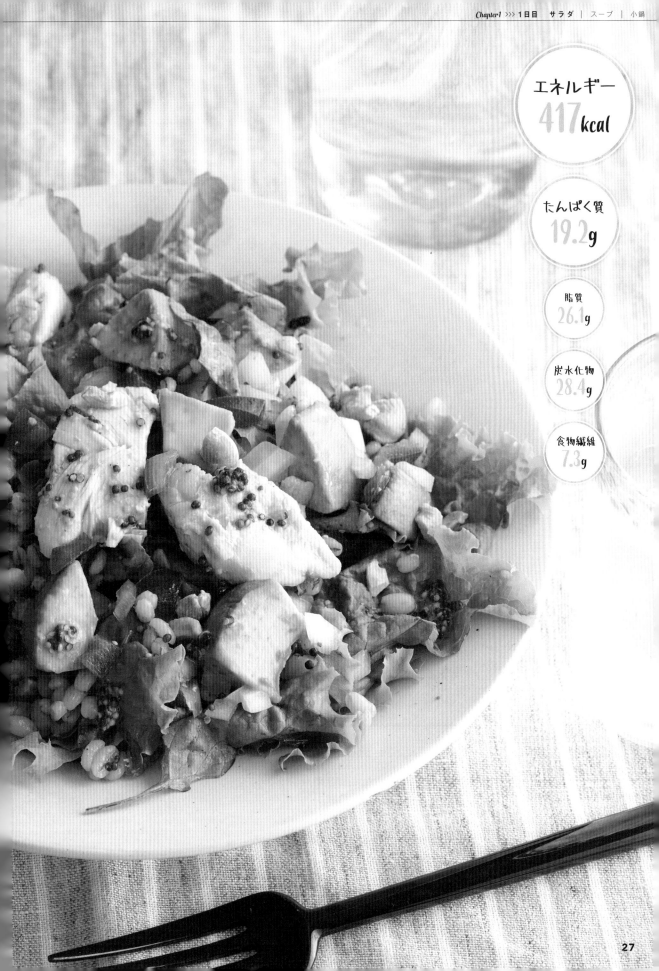

エネルギー
417kcal

たんぱく質
19.2g

脂質
26.1g

炭水化物
28.4g

食物繊維
7.3g

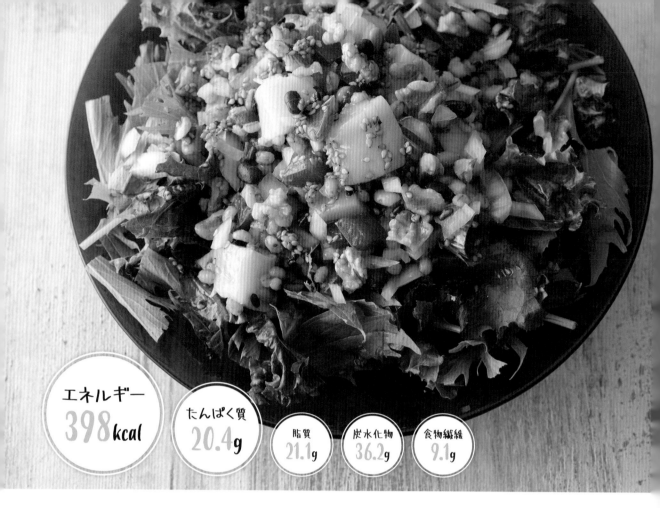

<table>
<tr><td>エネルギー
398kcal</td><td>たんぱく質
20.4g</td><td>脂質
21.1g</td><td>炭水化物
36.2g</td><td>食物繊維
9.1g</td></tr>
</table>

プリプリのほたての旨味で野菜がもりもり食べられちゃう

雑穀とほたて、水菜のサラダ

材料（1人分）

蒸し雑穀（または炊いた雑穀）.................................50g
ほたて（生食用）.................................3個（60g）
水菜.................................80g
サニーレタス.................................3枚
トマト.................................1/2個
玉ねぎ.................................1/4個
A【くるみ.................................10g（約4個）
　塩、レモン汁.................................各少々
　酢、しょうゆ.................................各小さじ2
　炒り白ごま.................................小さじ1
　オリーブ油.................................小さじ2】

作り方

1 水菜は3cm長さに切り、サニーレタスは食べやすい大きさにちぎる。Aのくるみは砕く。
2 トマトは5mm角に切り、玉ねぎはみじん切りにし、水にさらして水けをきる。ほたては4等分に切る。
3 ボウルに蒸し雑穀、**2**を入れて混ぜる。
4 器にサニーレタス、水菜、**3**を順に盛り、混ぜ合わせたAをかける。

食材memo

＜ほたて＞
ビタミンB₁やタウリンが豊富なので、ダイエット中の疲労回復に。

＜くるみ＞
良質な脂質を含み、噛み応えとコクがあって満足感がアップ。

バジルの風味がたまらない、ボリューム感のあるごちそうサラダ

じゃがいもとたこのバジル風味サラダ

材料(1人分)

じゃがいも	2個
ズッキーニ	1/2本
ゆでだこ (刺し身用)	40g
玉ねぎ	1/6個
フリルレタス	3枚
カシューナッツ	10g
バジル	1枝
A【白ワインビネガー	大さじ1
オリーブ油	大さじ1
塩、粗びき黒こしょう	各少々】

作り方

1 じゃがいも、ズッキーニは食べやすい大きさに切り、耐熱容器に入れ、水小さじ1 (分量外) をかける。ふんわりとラップをして電子レンジで3分加熱し、粗熱をとる。

2 たこは食べやすい大きさに切る。玉ねぎは薄切りにし、水にさらして水けをきる。フリルレタスは食べやすい大きさにちぎる。Aは混ぜ合わせる。

3 1にたこ、玉ねぎ、Aを加えて和える。

4 器にフリルレタス、3を盛り、バジルの葉、砕いたカシューナッツを散らす。

食材memo

＜たこ＞
低カロリーで噛み応えがあるので、満足感を得やすい食材。

＜じゃがいも＞
食べ応えがあり、ビタミンCが豊富で免疫力を高める効果が。

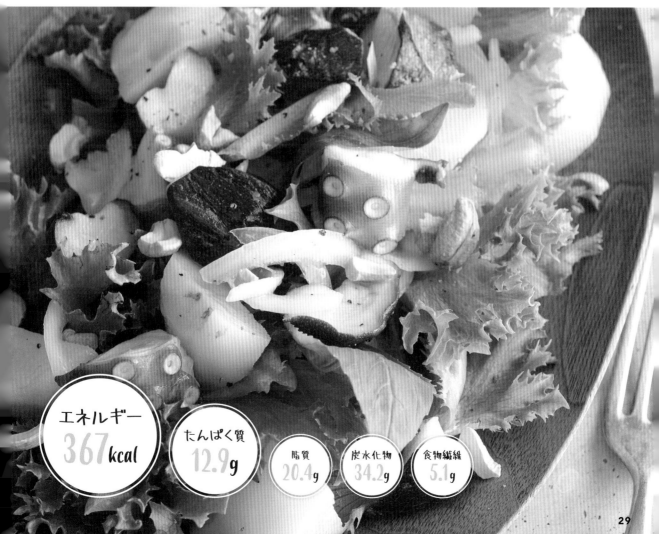

エネルギー **367kcal**
たんぱく質 **12.9g**
脂質 **20.4g**
炭水化物 **34.2g**
食物繊維 **5.1g**

シャキッとした食感と食材の組み合わせを楽しんで♪

りんごとさば缶、春菊のサラダ

材料(1人分)

さば水煮缶	30g
りんご	1/4個 (60g)
玉ねぎ	1/8個
春菊	40g
白菜	2枚 (100g)
アーモンド	10g
A【酢、しょうゆ	各小さじ2
ごま油	大さじ1
塩、こしょう	各少々
炒り白ごま	小さじ1】

作り方

1 さばは缶汁をきってほぐす。りんごは皮つきのまま薄いいちょう切りにする。玉ねぎは薄切りにし、水にさらして水けをきる。 春菊は葉を摘む。白菜は葉と軸に分け、葉は一口大に切り、軸は薄切りにする。アーモンドは粗く砕く。

2 ボウルに**1**を入れて混ぜる。

3 器に盛り、混ぜ合わせた**A**をかける。

食材memo

＜りんご＞
皮にポリフェノールが豊富に含まれているので、皮ごとがおすすめ。

＜さば水煮缶＞
DHAやEPAが豊富で、中性脂肪を低下させる効果が期待できる。

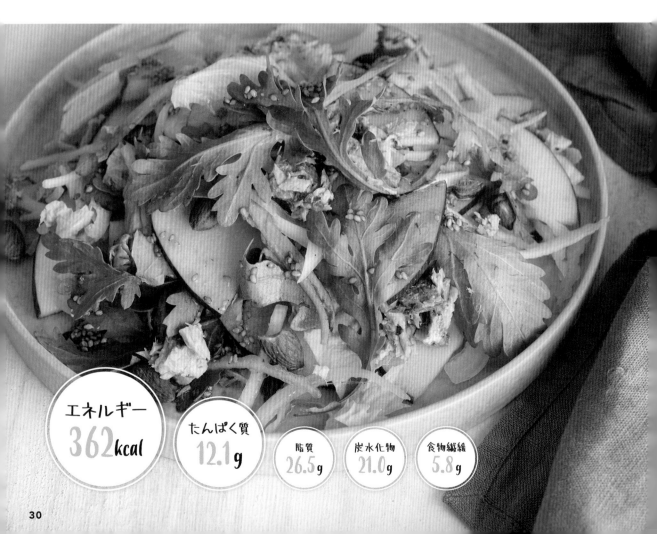

エネルギー **362kcal**

たんぱく質 **12.1g**

脂質 **26.5g**

炭水化物 **21.0g**

食物繊維 **5.8g**

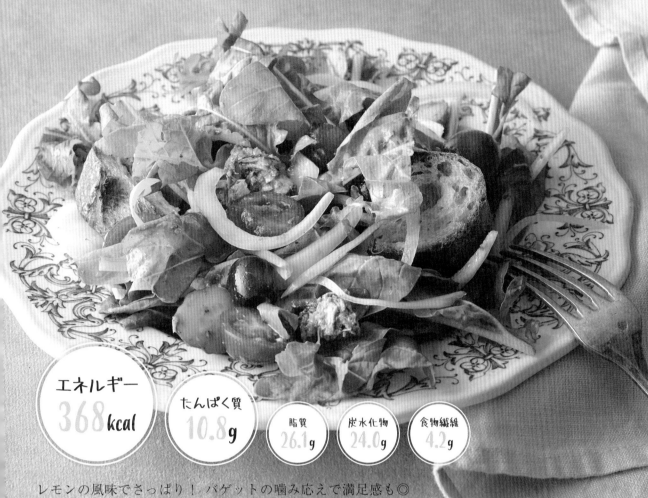

エネルギー
368kcal

たんぱく質
10.8g

脂質
26.1g

炭水化物
24.0g

食物繊維
4.2g

レモンの風味でさっぱり！ バゲットの噛み応えで満足感も◎

全粒粉バゲットとトマト、いわし缶のサラダ

材料（1人分）

全粒粉バゲット 20g
きゅうり 1本
玉ねぎ 1/4個
ルッコラ 40g
ミニトマト 5個
いわし水煮缶 30g
ブラックオリーブ 5個
A【レモン汁 小さじ1
　オリーブ油 大さじ1
　塩、こしょう ....各少々】

作り方

1　バゲットは1cm厚さに切ってから半分にちぎる。玉ねぎは薄切りにし、水にさらして水けをきる。きゅうりは一口大の乱切りにし、ルッコラは長さを半分に切り、ミニトマトは半分に切る。
2　いわしは缶汁をきってほぐす。
3　ボウルにAを入れて混ぜ合わせ、1、2、ブラックオリーブを加えて和える。

食材memo

＜全粒粉バゲット＞
炭水化物をとるなら、食物繊維が豊富な全粒粉バゲットなどが◎。

＜いわし水煮缶＞
血糖値の上昇を穏やかにする効果のあるDHAやEPAが豊富。

ごま油が香るにんにくじょうゆのドレッシングが合う！

かつおのたたきとれんこんのキムチサラダ

材料（1人分）

かつおのたたき 50g
れんこん 80g
サニーレタス 3枚
長ねぎ 10cm
キムチ 50g
くるみ 10g
A【ごま油 大さじ1
　しょうゆ 小さじ1
　にんにくのすりおろし ....1かけ分】

作り方

1 れんこんは3mm厚さの輪切りにし、5分ほど酢水（水400ml に酢小さじ1／分量外）につけてアクをとる。耐熱容器に入れ てふんわりとラップをし、電子レンジで4分加熱して粗熱をと る。

2 かつおは食べやすい大きさに切り、サニーレタスは食べや すい大きさにちぎる。長ねぎは白髪ねぎにする。

3 キムチは1cm幅に切り、くるみは砕く。

4 3にAを加えて和える。

5 器にサニーレタス、1、かつお、4を盛り、白髪ねぎをのせる。

食材memo

＜かつおのたたき＞
春はさっぱり、秋は脂がのってい るかつお。タウリンなどが豊富。

＜れんこん＞
ビタミンCや食物繊維が豊富で、 美肌や便秘解消が期待できる。

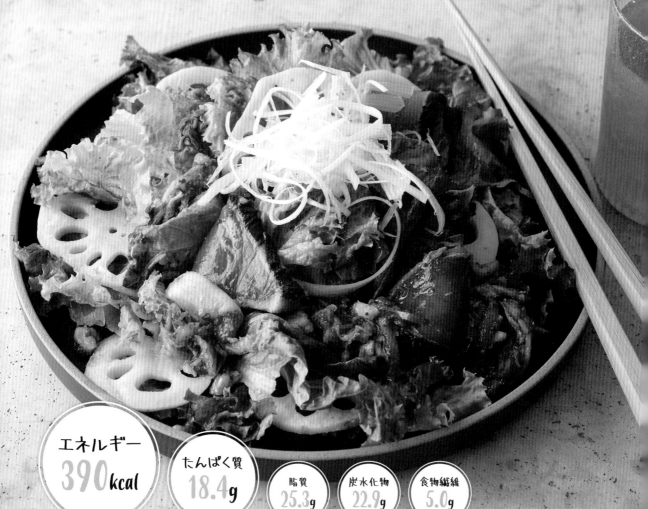

エネルギー
390kcal

たんぱく質
18.4g

脂質
25.3g

炭水化物
22.9g

食物繊維
5.0g

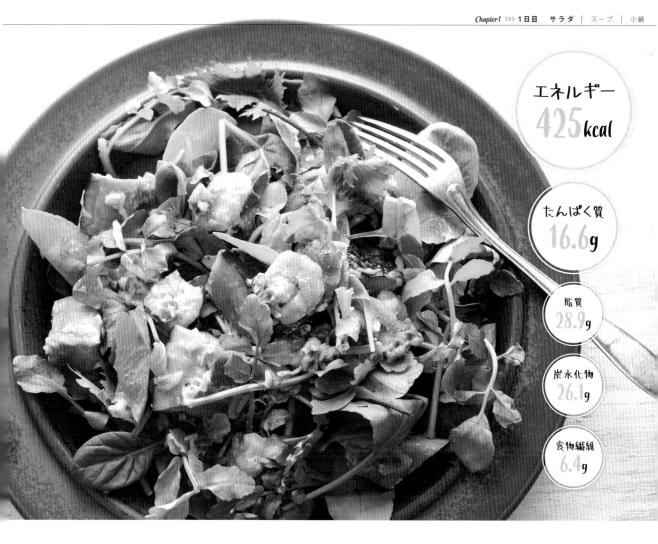

エネルギー
425kcal

たんぱく質
16.6g

脂質
28.9g

炭水化物
26.1g

食物繊維
6.4g

アーモンドの食感が楽しい、コクうまサラダ

かぼちゃとえびのマヨサラダ

材料(1人分)

かぼちゃ	100g
むきえび (冷凍)	50g
クレソン	1束
A【マヨネーズ	大さじ2
塩、こしょう	各少々
アーモンド	10g】
焼酎	小さじ1
ベビーリーフ	1袋 (40g)

作り方

1 えびは解凍しておく。クレソンは食べやすくちぎり、Aのアーモンドは砕く。

2 かぼちゃは皮をまだらにむいて一口大に切る。耐熱容器に入れ、水小さじ2（分量外）をかけ、ふんわりとラップをして電子レンジで5分加熱する。

3 えびを耐熱容器に入れて焼酎をかけ、ふんわりとラップをして電子レンジで1分30秒加熱する。

4 2にAを加えて混ぜ合わせ、3を加えてさっと混ぜる。

5 器にクレソン、ベビーリーフ、4を盛る。

食材memo

＜アーモンド＞
ビタミンEが豊富で、美容と健康にうれしい食材。

＜ベビーリーフ＞
数種類の野菜の若い葉がミックスされ、効率的に栄養をとりやすい。

HOT サラダ

雑穀が入って食べ応え◎。さっぱり食べられるサラダ

鶏肉と小松菜、もやしの湯きり グレインズサラダ

材料(1人分)

鶏もも肉 80g
小松菜 3株 (80g)
もやし 1/2袋 (100g)
蒸し雑穀 (または炊いた雑穀)........................50g
塩、こしょう ....各少々
A 【オリーブ油 大さじ1
　 しょうゆ...小さじ2
　 酢...小さじ1】

作り方

1 鶏肉は火の通りが均一になるよう食べやすい大きさのそぎ切りにし、塩、こしょうをふる。小松菜は4cm長さに切る。

2 フライパンにもやし、**1**、水100ml（分量外）を入れて蓋をし、中火にかける。鶏肉に火が通ったら上下を返し、再び蓋をする。

3 全体に火が通ったら火を止め、蓋を少しずらしてフライパンを斜めにし、湯をきる。

4 器に盛り、蒸し雑穀を加えて和え、混ぜ合わせた**A**をかける。

食材memo

＜鶏もも肉＞

むね肉よりカロリーは高くなるが、コクと旨味がある。

＜蒸し雑穀＞

プチッとした食感が楽しめて、食物繊維が豊富なので便秘予防に。

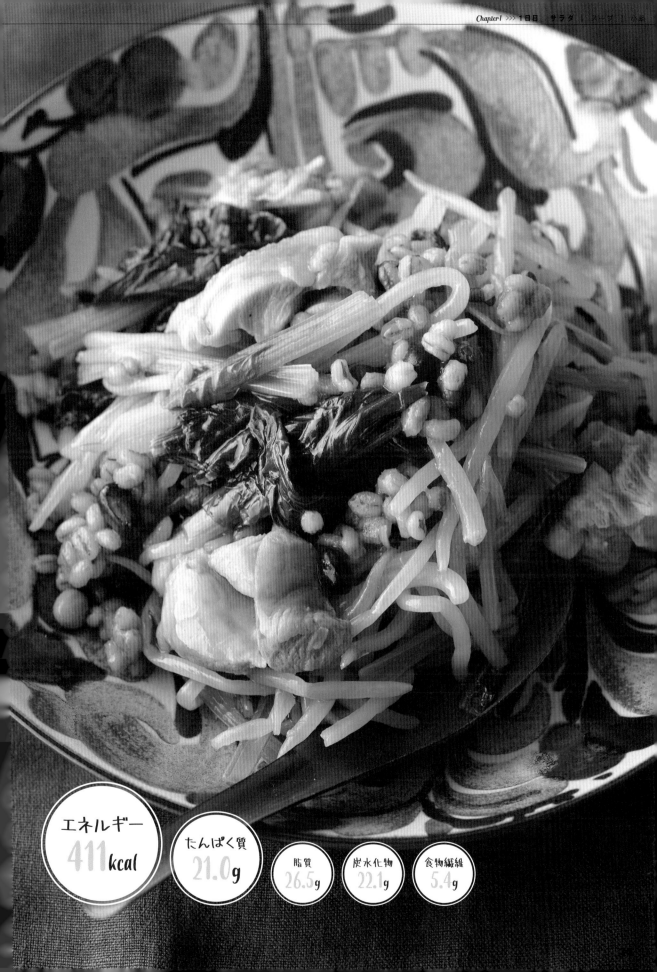

エネルギー
411kcal

たんぱく質
21.0g

脂質
26.5g

炭水化物
22.1g

食物繊維
5.4g

HOT サラダ

くるみみそのドレッシングが野菜と鮭にマッチ

鮭とまいたけ、かぼちゃ、キャベツの炒め焼きサラダ

材料（1人分）

生鮭（切り身）............................. 1/2切れ（50g）
まいたけ...30g
かぼちゃ...60g
キャベツ ....1.5枚（75g）
塩、こしょう、小麦粉........................各少々
オリーブ油.. 大さじ1
A【みそ 大さじ1/2
　　くるみ 5g
　　オリーブ油................................... 大さじ1
　　酢... 小さじ1
　　ラカントS ....小さじ1】

作り方

1 鮭は一口大に切り、塩、こしょうをふって小麦粉を薄くまぶす。まいたけは一口大にほぐす。かぼちゃは薄いくし形切りにし、キャベツはくし形切りにする。Aのくるみは砕く。

2 フライパンにオリーブ油を弱火で熱し、鮭、かぼちゃを並べ入れ、両面をこんがりと焼く。ほぼ火が通ったらフライパンの端に寄せ、まいたけ、キャベツを加えて両面を焼く。

3 器に盛り、混ぜ合わせたAをかける。

食材memo

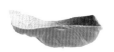

＜鮭＞
抗酸化作用のあるアスタキサンチンを含み、中性脂肪を減らす効果が。

＜まいたけ＞
低カロリーで食物繊維が豊富。旨味もあるのでダイエットに◎。

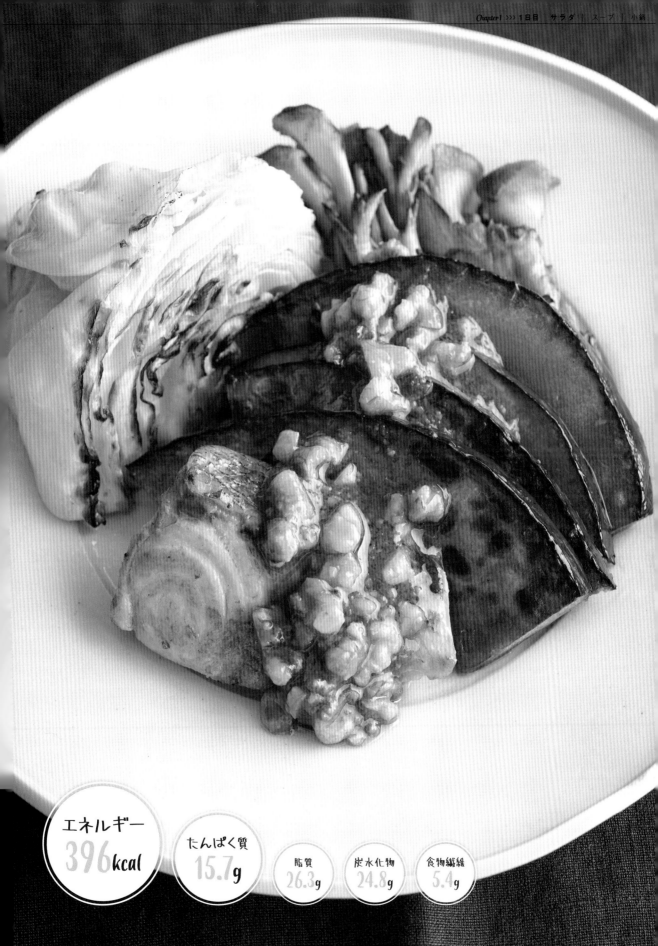

エネルギー
396kcal

たんぱく質
15.7g

脂質
26.3g

炭水化物
24.8g

食物繊維
5.4g

Day 1 ○ SOUP

ここでは、野菜たっぷりでボリューム満点のスープを紹介します。
食材の栄養を逃さず食べられるスープは、栄養バランスがよく、満足感もしっかりあるので
ダイエット中におすすめです。断食1日目は、この章の具だくさんスープで乗り切って。

シーフードの旨味がカレースープに合う！

もち麦のシーフードカレースープ

材料（1人分）

蒸しもち麦（または炊いたもち麦）	35g
冷凍シーフードミックス	50g
ブロッコリー	60g
パプリカ（赤）	1/4個
アボカド	1/2個
A【カレー粉	大さじ1/2
顆粒鶏がらスープの素	小さじ1
水	250ml】
塩、こしょう	各少々
オリーブ油	大さじ1

作り方

1 ブロッコリーは小房に分ける。パプリカ、アボカドは食べやすい大きさに切る。

2 耐熱容器に蒸しもち麦、シーフードミックス、1、Aを入れ、ふんわりとラップをして電子レンジで5分加熱する。

3 味をみて、塩、こしょうでととのえ、オリーブ油をかける。

食材memo

＜パプリカ（赤）＞
ビタミンA・C、カリウムが豊富
で、美肌やむくみ予防に効果的。

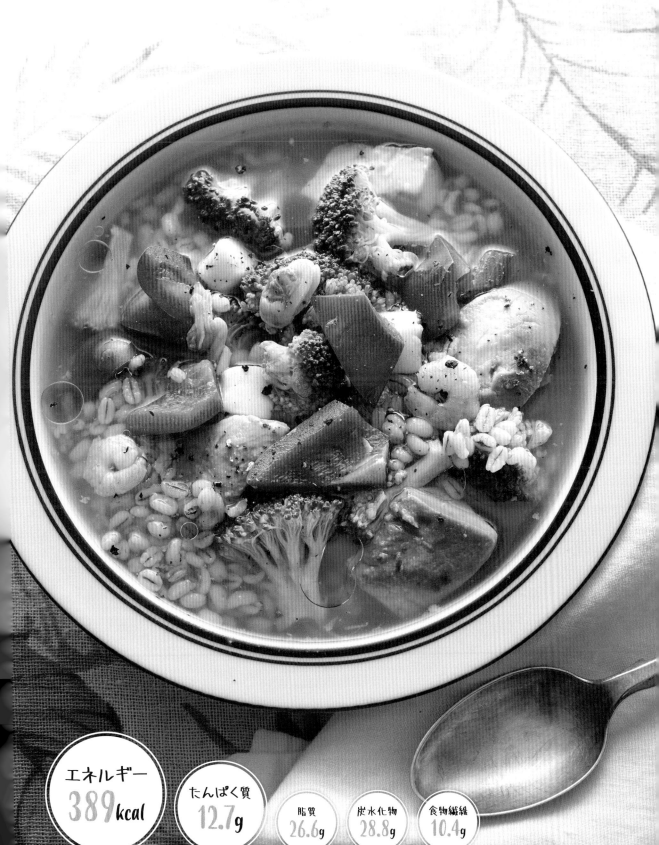

エネルギー
389kcal

たんぱく質
12.7g

脂質
26.6g

炭水化物
28.8g

食物繊維
10.4g

かぼちゃの甘みと豆乳のコクがおいしい！

スモークサーモンと かぼちゃの豆乳スープ

材料（1人分）

スモークサーモン	30g
かぼちゃ	60g
小松菜	3株（80g）
まいたけ	30g
オリーブ油	大さじ1
A【顆粒鶏がらスープの素	小さじ1
水	100ml】
調製豆乳	180ml
塩	少々

作り方

1 スモークサーモンは一口大に切る。小松菜は5cm長さに切り、まいたけは一口大にほぐす。

2 かぼちゃは食べやすい大きさに切り、耐熱容器に入れて水大さじ1（分量外）をかけ、ふんわりとラップをして電子レンジで2分加熱する。

3 鍋にオリーブ油を中火で熱し、小松菜、まいたけを入れてさっと炒め、A、2を加えて煮る。具材に火が通ったら、豆乳、スモークサーモンを加えてひと煮立ちさせ、塩で味をととのえる。

食材memo

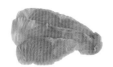

＜スモークサーモン＞
アスタキサンチンが豊富で、アンチエイジングにうれしい効果が。

＜かぼちゃ＞
β-カロテンやビタミンEを多く含み、美容や健康にうれしい食材。

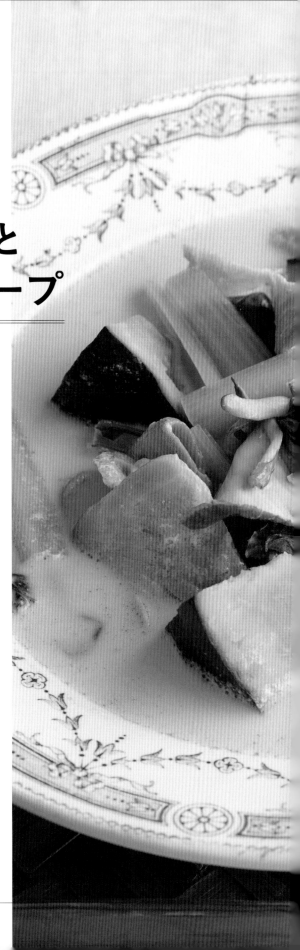

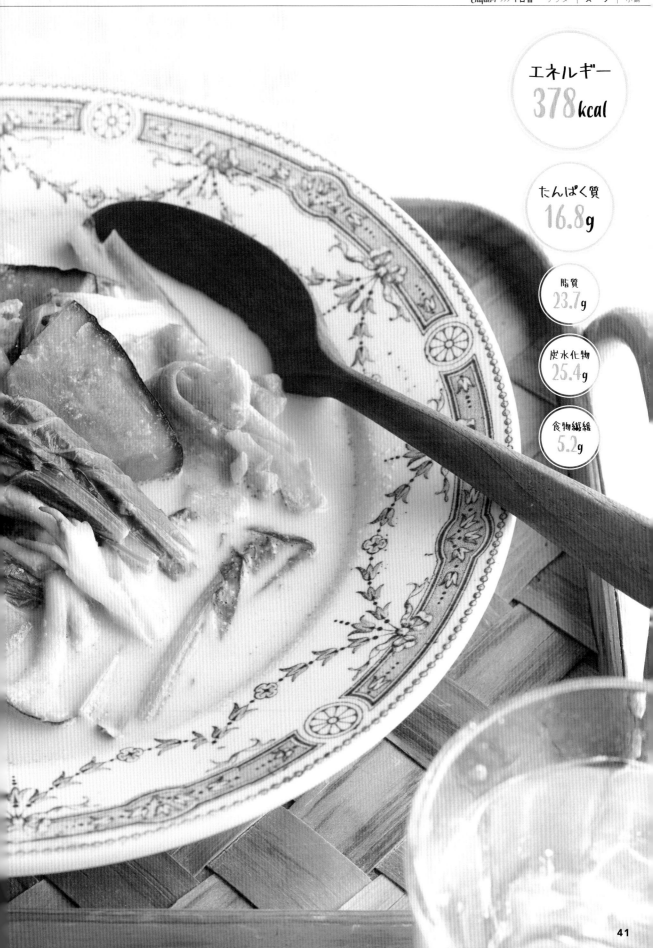

エネルギー
378kcal

たんぱく質
16.8g

脂質
23.7g

炭水化物
25.4g

食物繊維
5.2g

豆乳を使ってさっぱり食べられるクラムチャウダー

あさり缶でクラムチャウダー

材料(1人分)

あさり水煮缶	1缶 (125g)
じゃがいも	1個
玉ねぎ	1/4個
にんじん	1/6本 (30g)
水	200ml
A【顆粒コンソメ	小さじ1
調製豆乳	100ml】
塩、粗びき黒こしょう	各少々
オリーブ油	大さじ1

作り方

1 じゃがいもは縦半分に切ってから7mm幅に切る。玉ねぎは縦半分に切ってから繊維に垂直の薄切りにする。にんじんは7mm厚さのいちょう切りにする。

2 鍋に水、1、あさりを缶汁ごと入れ、蓋をして中火にかけ、火が通ってきたらAを加える。再び蓋をして5分ほど煮て、塩で味をととのえる。

3 器に盛り、粗びき黒こしょう、オリーブ油をかける。

食材memo

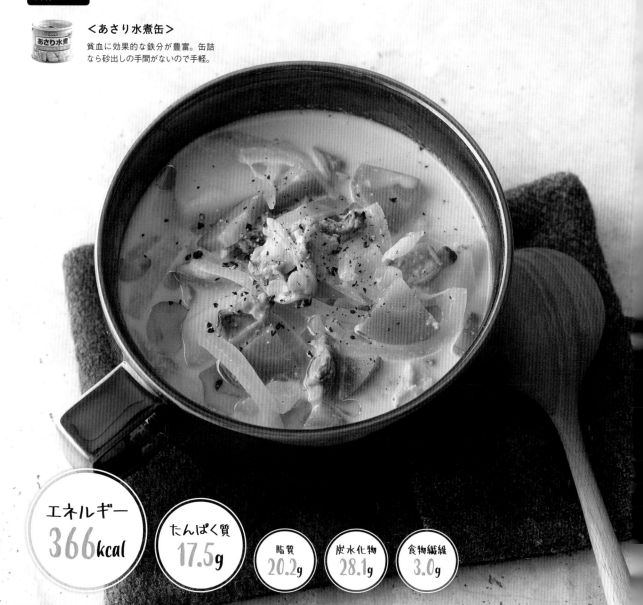

＜あさり水煮缶＞
貧血に効果的な鉄分が豊富。缶詰なら砂出しの手間がないので手軽。

エネルギー **366kcal**

たんぱく質 **17.5g**

脂質 **20.2g**

炭水化物 **28.1g**

食物繊維 **3.0g**

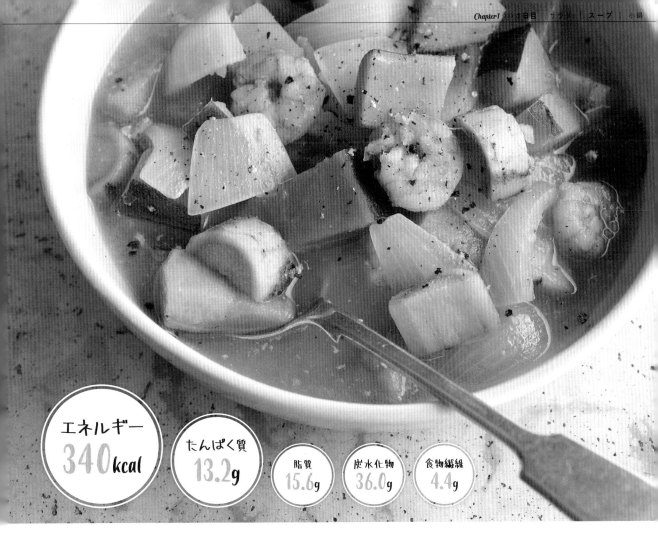

エネルギー
340kcal

たんぱく質
13.2g

脂質
15.6g

炭水化物
36.0g

食物繊維
4.4g

しょうがで体の中からぽかぽかに！ やさしい甘さのほっとするスープ

えびと根菜のジンジャースープ

材料（1人分）

むきえび	50g
ごぼう	1/6本（30g）
さつまいも	80g
玉ねぎ	1/4個
しょうが	1/2かけ
ごま油	大さじ1
A【水	250ml
顆粒鶏がらスープの素	小さじ1】
塩、粗びき黒こしょう	各少々

作り方

1 ごぼうは厚めの半月切りにし、さつまいもは皮つきのまま1～2cm角に切って水にさらし、水けをきる。玉ねぎはさつまいもと大きさをそろえて切り、しょうがはみじん切りにする。

2 鍋にごま油を中火で熱し、えび、**1**を炒め、Aを加えて煮立たせる。

3 さつまいもがやわらかくなったら、塩、粗びき黒こしょうで味をととのえる。

食材memo

＜むきえび＞
低脂肪で食感があるえびは、ダイエットにぴったりの食材。

＜しょうが＞
新陳代謝を高めたり、体を温める効果が期待できる。

しょうゆ風味のスープが淡泊なむね肉とマッチ

鶏肉と小松菜の雑穀スープ

材料(1人分)

蒸し雑穀（または炊いた雑穀）.................................50g
鶏むね肉（皮なし）...80g
塩、こしょう ....各少々
小松菜.. 3株（80g）
えのきだけ..30g
ごま油 大さじ1
A【顆粒和風だしの素 小さじ1/2
　しょうゆ 小さじ2
　水 .... 300ml】

作り方

1 鶏肉は食べやすい大きさのそぎ切りにし、塩、こしょうをふる。小松菜は4cm長さに切る。えのきだけは石づきを切り落とし、長さを半分に切る。

2 鍋にごま油、**1** を入れて中火でさっと炒め、Aを加えて蓋をして煮る。火が通ったら蒸し雑穀を加え、ひと煮立ちさせる。

食材memo ....

＜鶏むね肉＞
低脂肪でダイエットに◎。皮はカロリーが高いので、とり除いて。

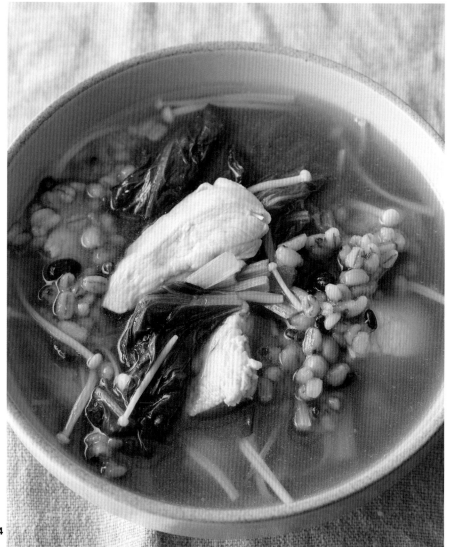

エネルギー
347kcal

たんぱく質
26.3g

脂質
17.7g

炭水化物
22.2g

食物繊維
5.3g

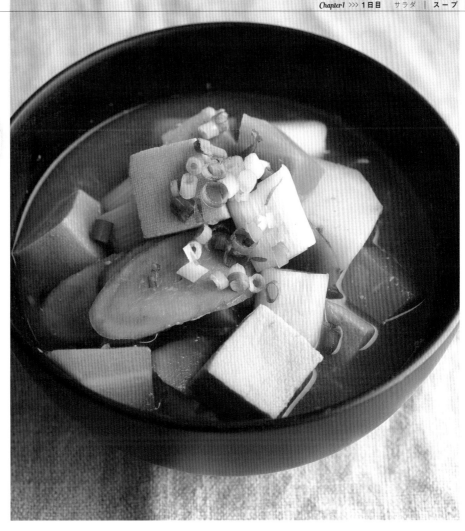

エネルギー
350kcal

たんぱく質
12.7g

脂質
21.5g

炭水化物
26.4g

食物繊維
5.2g

根菜がたっぷり入った、栄養満点のみそ汁

高野豆腐のごちそう田舎汁

材料（1人分）

高野豆腐 1個
ごぼう .... 1/6本（30g）
じゃがいも 1個
にんじん .... 1/6本（30g）
長ねぎ .... 1/4本（25g）
しょうが 1かけ
ごま油 大さじ1
A【顆粒和風だしの素 小さじ1/2
　　水 .... 200ml】
みそ 大さじ1
万能ねぎ（小口切り）...適宜

作り方

1 高野豆腐は水でやわらかくもどし、軽く水け
をきって食べやすい大きさに切る。
2 ごぼうは斜め薄切りにし、じゃがいも、にん
じんは食べやすい大きさに切る。長ねぎは2cm
厚さに切り、しょうがはせん切りにする。
3 鍋にごま油を強火で熱して1、2を軽く炒め、
Aを加えて中火にし、蓋をする。煮立ったら弱
火にし、具材がやわらかくなるまで煮る。
4 弱火のままみそを溶き入れ、器に盛り、お好
みで万能ねぎを散らす。

食材memo

＜高野豆腐＞
植物性たんぱく質や食物繊維が豊
富で、豆腐に比べて腹持ちがいい。

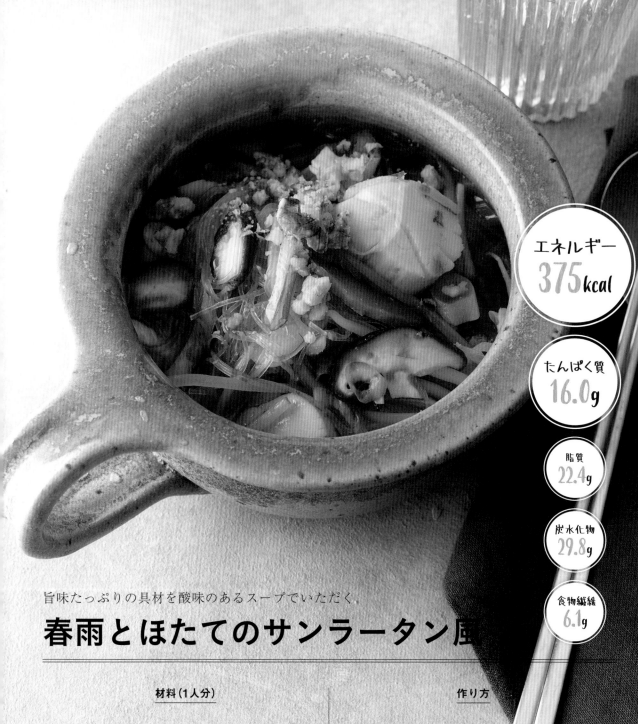

エネルギー
375kcal

たんぱく質
16.0g

脂質
22.4g

炭水化物
29.8g

食物繊維
6.1g

旨味たっぷりの具材を酸味のあるスープでいただく

春雨とほたてのサンラータン風

材料（1人分）

春雨	20g
ほたて	60g
長ねぎ	1/4本（25g）
しいたけ	2個
ザーサイ（味つき）	30g
ごま油	大さじ1
もやし	100g
A【顆粒鶏がらスープの素	小さじ1/2
酢	大さじ1
しょうゆ	小さじ1
塩	少々
水	300ml】
くるみ	10g
ラー油	適宜

作り方

1 長ねぎは5mm厚さの斜め切りにする。しいたけは軸を切り落として薄切りにし、ザーサイは細切りにする。

2 鍋にごま油を熱し、1、もやしを炒め、Aを加えてもやしがしんなりするまで煮る。食べやすい長さに切った春雨、ほたてを加えてひと煮立ちさせる。

3 器に盛り、砕いたくるみを散らし、お好みでラー油をかける。

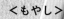 食材memo

＜もやし＞
シャキッとした食感で低カロリー。
かさ増しにも使えるので便利。

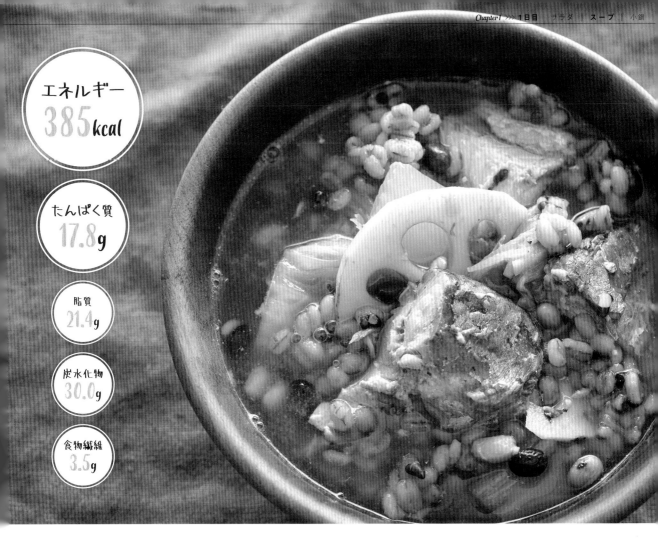

エネルギー
385kcal

たんぱく質
17.8g

脂質
21.4g

炭水化物
30.0g

食物繊維
3.5g

蒸し雑穀で満足感バッチリ！ さば缶の旨味がおいしいみそ汁

さば缶とれんこん、白菜のグレインズみそ汁

材料（1人分）

さば水煮缶	50g
れんこん	50g
白菜	2枚（100g）
しょうが	1かけ
蒸し雑穀（または炊いた雑穀）	50g
ごま油	大さじ1
A【顆粒和風だしの素	小さじ1/2
水	300ml】
みそ	大さじ1

作り方

1 れんこんは薄い輪切りにし、白菜はざく切りにする。 しょうがはせん切りにする。さばは缶汁をきる。

2 鍋にごま油を弱火で熱し、**1**を入れて軽く炒め、**A**を加えて中火にし、蓋をして白菜がやわらかくなるまで5分ほど煮る。

3 弱火にしてみそを溶き入れ、蒸し雑穀を加え、味がなじんだら火からおろす。

食材memo

＜さば水煮缶＞
血液をサラサラにする効果のあるさば。水煮ならカロリーを抑えられる。

Day 1 ○ONE-POT ～小鍋～

鍋に具材を入れて火にかけ、あとは火が通るのを待つだけで完成する鍋は
自炊が苦手でダイエットが続かなかった人でも、続けやすいメニューです。
具だくさんの熱々の鍋で、お腹も心も満たされるダイエット生活をスタートさせて。

塩麹だけで味が決まるから簡単！ 旨味たっぷり鍋

たらの塩麹鍋

材料（1人分）

たら（切り身）...80g
キャベツ ....3枚（150g）
じゃがいも..2個
しめじ...30g
A【塩麹...大さじ1
　　水...300ml】
オリーブ油..大さじ1

作り方

1 たらは一口大に切り、キャベツはざく切りにする。
じゃがいもは1cm厚さの半月切りにし、耐熱容器に入
れてふんわりとラップをし、電子レンジで2分加熱す
る。しめじは石づきを切り落としてほぐす。

2 小さめの鍋に1を並べ入れ、Aを加えて中火にか
ける。

3 火が通ったら、オリーブ油を加える。

食材memo

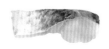

＜たら＞
淡泊な味わいが特徴。低カロリー
でダイエット中も安心の食材。

＜塩麹＞
旨味をアップさせるだけでなく、
腸内環境を整える効果にも期待。

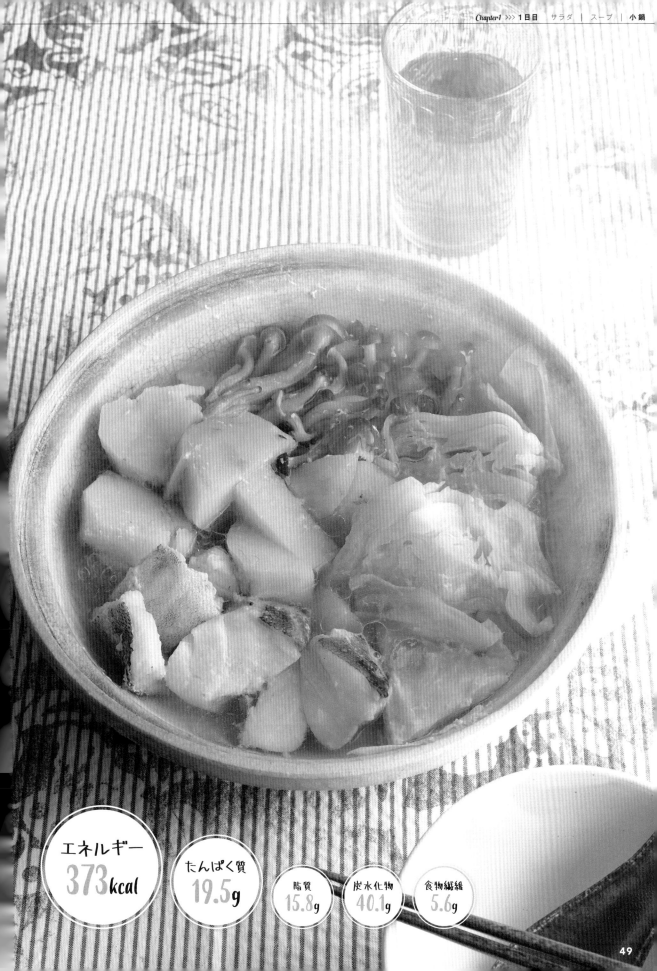

エネルギー
373kcal

たんぱく質
19.5g

脂質
15.8g

炭水化物
40.1g

食物繊維
5.6g

シンプルな味つけで、ごろっと入った食材を堪能！

長いもの
アヒージョ風
オイル鍋

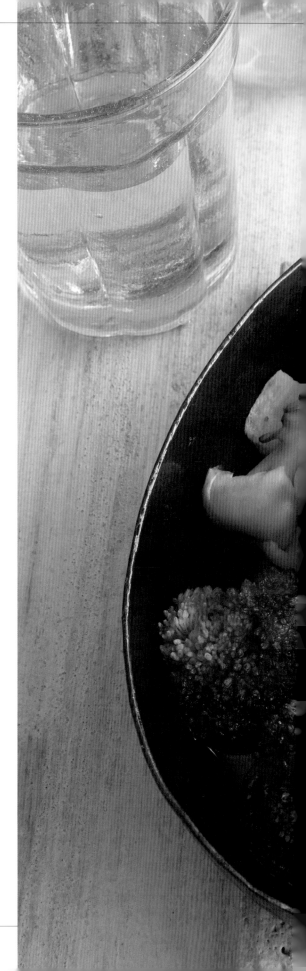

材料（1人分）

長いも	100g
ブロッコリー	50g
まいたけ	30g
オリーブ油	大さじ3
塩	少々
削り節	2g
万能ねぎ（小口切り）	2本分

作り方

1 長いもは1.5cm角に切る。ブロッコリーは小房に分け、まいたけは一口大にほぐす。

2 スキレットなど直火可能な耐熱容器にオリーブ油、1を入れて中火にかける。

3 火が通ったら塩をふって火からおろし、削り節、万能ねぎを散らす。

食材memo

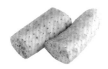

＜長いも＞
ネバネバ成分のムチンが豊富で、風邪予防や疲労回復に効果的。

＜ブロッコリー＞
ビタミンCが豊富で、噛み応えがあり、満足感を得やすい食材。

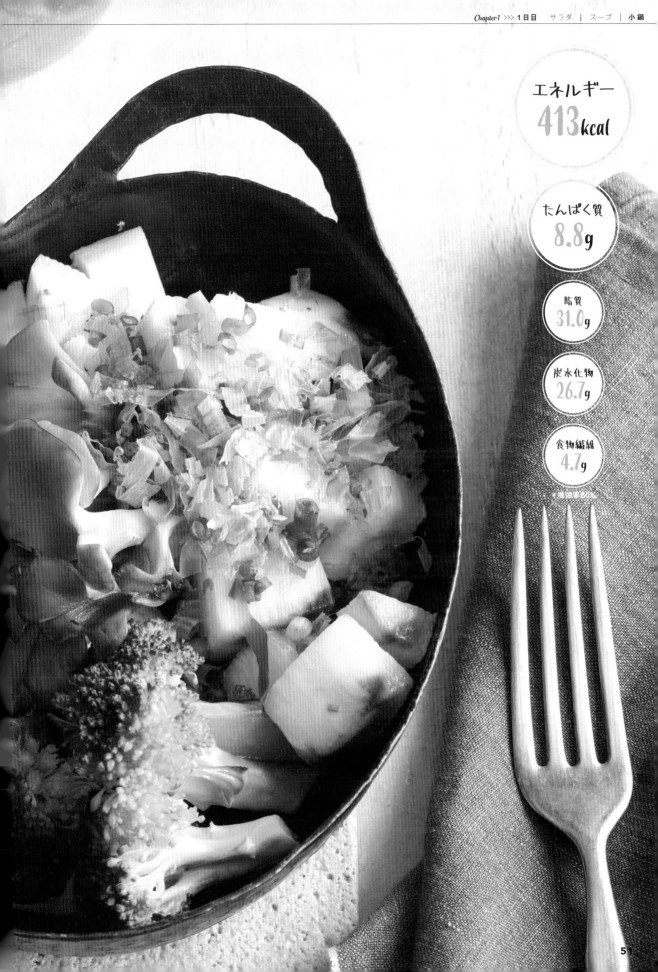

エネルギー
413kcal

たんぱく質
8.8g

脂質
31.0g

炭水化物
26.7g

食物繊維
4.7g

＊吸油率60%

自炊ができなかったときの
コンビニ・市販品 の組み合わせ方

この本のレシピ通りに作れば効果的なのはわかっているけれど、毎食自炊は難しい……という人は
コンビニや市販品を上手に利用しましょう。商品の選び方のポイントをおさえて。

01

5日間はエネルギー制限なので
野菜やきのこを中心に選ぶ

ゆる断食の5日間は、1日の総エネルギーを半分に制限するので、野菜やきのこ、海藻がメインのサラダやご飯、麺類を選びましょう。エネルギーは表示されているものが多いので、必ずチェックして、組み合わせるときの参考にしましょう。また、サラダだけだとエネルギー量が極端に低くなってしまうので、できるだけ玄米おにぎりや雑穀おにぎり、みそ汁やスープを組み合わせて食べましょう。ある程度の満腹感がないと、続けるのが難しくなります。コンビニで売られている具沢山スープに玄米おにぎりを組み合わせるのもおすすめです。

02

コンビニやサラダ専門店などを
上手に利用するのがコツ

コンビニのお総菜は常に改良されています。最近では、健康を意識したお総菜やおにぎりなどが並ぶことも多くなりました。サラダやスープは様々なタイプが売られています。選ぶときのポイントはエネルギーチェックと、できるだけたんぱく質が少なめのものを選ぶこと。ほかには食物繊維が豊富なごぼうやれんこん、オクラ、きのこ、ひじきやわかめなどの海藻がメインのサラダやスープをチョイス。サラダ専門店も増えているので、1食完結型の食事をとることも可能です。組み合わせる野菜やたんぱく質などはこの本を参考にしてください。

---

memo >>>

体にいい市販品を
ストックしておくと便利

この本では、レトルトタイプの雑穀ミックスを使用しています。毎回ゆでたり蒸したりする手間を考えると、この雑穀ミックスなどは使い勝手がいいので、ストックしておくと便利です。最近ではスーパーにも置かれるようになりましたが、手に入らなければ、もちろんご自分でゆでたり蒸してもOKです。サラダやスープにレトルトパウチの雑穀米スプーン1杯を加える習慣をつけましょう。

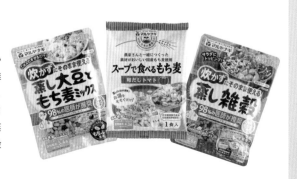

コンビニ＆市販品で選ぶなら！

おすすめの組み合わせ

- 足りないエネルギーは、ナッツ類10g（4〜7個）＝約60kcalを目安に補いましょう。
- 一口30回、よく噛んで食べましょう。

1日目の場合 ▶ 1食400kcalを目安に！

368kcal	446kcal	389kcal

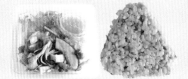

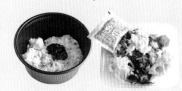

① きのこサラダ
＋玄米おにぎり
＋ナッツ類

② ネバネバ野菜の
しょうがごはん
＋ナッツ類

③ 具だくさん
しょうがスープ
＋玄米おにぎり
＋ナッツ類

2〜5日目の場合 ▶ 1食300kcalを目安に！

265kcal	326kcal

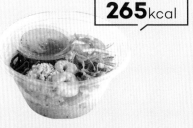
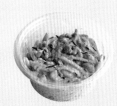

① ピリ辛春雨サラダ
＋ナッツ類

② ごぼうと海藻の明太マヨサラダ
＋きのこのみそ汁＋ナッツ類

275kcal	192kcal

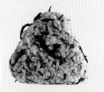
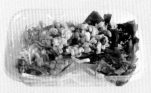

③ オクラとなめこと海藻のサラダ＋
雑穀おにぎり＋ナッツ類

④ 海藻サラダ（蒸し雑穀のせ）
＋卵スープ＋ナッツ類

インターバルダイエット Q&A

インターバルダイエットは正しい知識を持って実践しましょう

Q1 ゆっくりお風呂に入ってもいいですか？

A ゆっくりお風呂に入ると、翌朝にひどい疲れを感じることがあります。お風呂は短めにしましょう。

Q2 女性は生理の期間にしても大丈夫ですか？

A ゆる断食といえども、普通の断食と同様に生理が終わってからにしましょう。

Q3 ゆる断食の直後にアルコールを飲んでもいいですか？

A ゆる断食の直後は胃腸の消化吸収力が高まりますから、普段より少ないアルコール量で早く酔ってしまう人が多いようです。少量であれば飲んでも構いませんが、できれば飲まないほうがいいでしょう。

Q4 途中で気分が悪くなることはありますか？

A 疲労、体臭、皮膚の乾燥、頭痛、めまい、イライラ、不安、下痢など、あまりにも重くて長引くようでしたら、いったん中止することをおすすめします。無理のないように行ってください。

Q5 終了後の食事を教えてください。

A 6日目は過食を避け、まずはスープなどの液体食品から始め、7日目から徐々に通常の食事に戻していきます。

Q6 夕食が夜遅くになってしまいます。

A BMAL1（ビーマルワン）は、余ったエネルギーを脂肪として体に蓄えようとするたんぱく質。一番活動的なのは午後10時〜深夜2時といわれています。「夜食べると太る」といわれる大きな原因のひとつです。夕食は、午後9時までにとるように心がけましょう。就寝3時間前には食事を終わらせたいですね。日々の生活でも意識するといいでしょう。

Chapter
2

ゆる断食ダイエット
2〜5日目の

1食完結型

サラダ＆スープ
Recipe

残りの4日間は摂取エネルギーを抑えた食事をとりましょう。

和風、洋風、中華などバリエーション豊かなレシピを豊富にご紹介。

その日の気分で楽しみながら選んで、ダイエットを乗り切りましょう！

2~5日目の食事は

2~5日目の サラダの特徴

01 カロリーは300kcal！

300kcal というと物足りないイメージですが、そんな心配は無用です。食感や噛み応えのある野菜を豊富に組み合わせるから、低カロリーでもお腹が満たされます。

02 たんぱく質を極力減らして野菜をたっぷり！

低カロリーのサラダの場合、たんぱく質は極力減らすのが基本。シーフードミックス、油揚げ、ちりめんじゃこなどを少量で、あとは野菜とそばや春雨などを組み合わせます。

03 油は小さじ2～大さじ1使ってOK！

低カロリーでも油は多くてOKだから、物足りなさはありません。手作りドレッシングでグッとおいしい！アボカドなど脂質の多いものを使うときは、油の量を控えめに。

これらを朝・昼・夜

この章から選びましょう

2～5日目の
スープの特徴

Soup

01

カロリーは300kcal！

300kcalのスープですが、意外にボリュームと食べ応え満点。野菜だけで作るなら、油で炒めてコクを出してもOK。具だくさんの小鍋も満足感が高いのでおすすめです。

02

たんぱく質は豆類
大豆製品を少量使う！

たんぱく質も極力減らします。シーフードミックスや鶏ささ身は旨味出し程度に、豆類や大豆製品をメインにします。ちりめんじゃこや桜えびも効果的に使って。

03

雑穀、野菜、海藻をたっぷり
使って満腹度アップ！

蒸しもち麦などの雑穀やたっぷりの野菜、海藻、ネバネバ野菜などを入れて煮込むので、食物繊維を大量摂取。雑穀などはふくらむので、しっかり食べた感覚が残ります。

１食ずつ食べる！

2〜5日目は、1日目よりボリュームを落としてヘルシーな食事を心がけましょう。
噛み応えのある根菜のスープや、手軽に作れる注ぐだけのスープなど
その日の体調や気分で選べるレシピを紹介します。

魚介とフレッシュな野菜を使ったさわやかなサラダ

なすとトマトの
シーフードマリネサラダ

材料（1人分）

冷凍シーフードミックス	30g
なす	1本
トマト	1個
イタリアンパセリ（またはパセリ）	10g
レタス	3枚
A【オリーブ油	小さじ2
塩、こしょう	各少々
酢	大さじ1
ラカントS	小さじ1】
オリーブ油	大さじ1

作り方

1 なすは縦半分に切ってから1〜2cm厚さに切る。トマトはくし形切りにする。イタリアンパセリは葉先を摘む。レタスは食べやすい大きさにちぎる。

2 耐熱容器になす、シーフードミックスを入れ、オリーブ油をかけてふんわりとラップをし、電子レンジで2分加熱する。水けをきり、粗熱をとる。

3 トマト、イタリアンパセリ、レタス、**A**を加えて和える。

食材memo

＜なす＞

低カロリーでカリウムを含むなすは、むくみ予防に効果的。

＜トマト＞

抗酸化作用のあるリコピンを含み、美肌や新陳代謝を高める効果が。

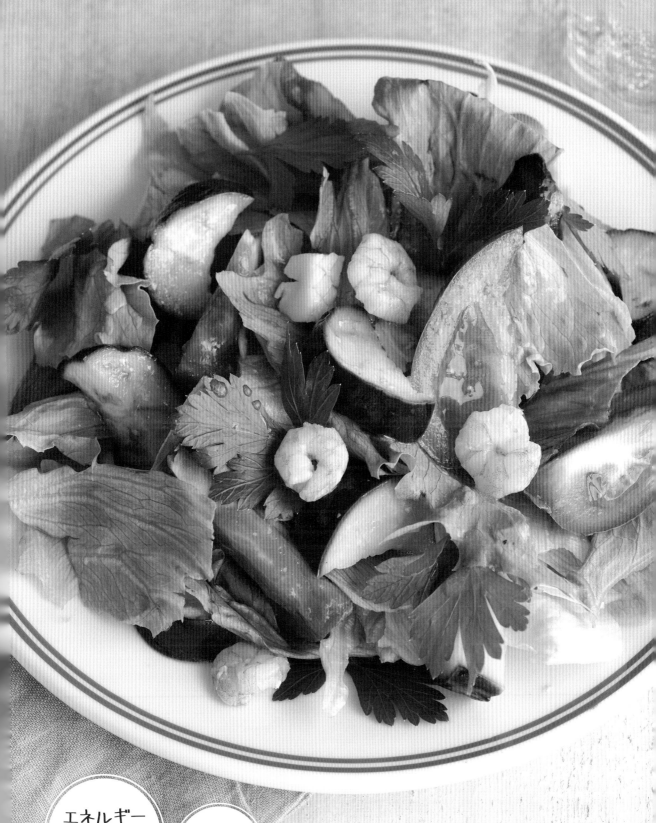

エネルギー
318kcal

たんぱく質
6.3g

脂質
25.7g

炭水化物
16.7g

食物繊維
5.1g

そばが入った食べ応えたっぷりの和風サラダ

油揚げと香味野菜と そばのサラダ

材料（1人分）

ゆでそば	80g
オリーブ油	小さじ2
油揚げ	1/2枚
にんじん	1/6本（30g）
かいわれ大根	1/2パック
青じそ	2枚
みょうが	1個
サニーレタス	3枚
A【梅干し	1個
めんつゆ（3倍濃縮）	大さじ1
水	100ml】
焼きのり（全形）	1/2枚

作り方

1 そばは袋の表示通りにゆで、流水で洗って水けをしっかりときり、ボウルに入れてオリーブ油で和える。油揚げはフライパンでさっと焼き、横に1cm幅に切る。

2 にんじんは3cm長さのせん切りにする。かいわれ大根は根を切り落とし、長さを半分に切る。青じそはせん切りにし、みょうがは縦半分に切ってから斜め薄切りにする。

3 サニーレタスは食べやすい大きさにちぎる。Aの梅干しは種をとり除き、包丁で粗めに叩く。

4 ボウルに**1**、**2**を入れ、混ぜ合わせたAを加えて和える。

5 器にサニーレタスを敷いて**4**を盛り、ちぎった焼きのりをのせる。

食材memo

＜ゆでそば＞

乾麺よりゆで時間が短いゆでそばは、時間がないときにおすすめ。

＜油揚げ＞

植物性たんぱく質を含み、コクがあるので満足感を得やすい。

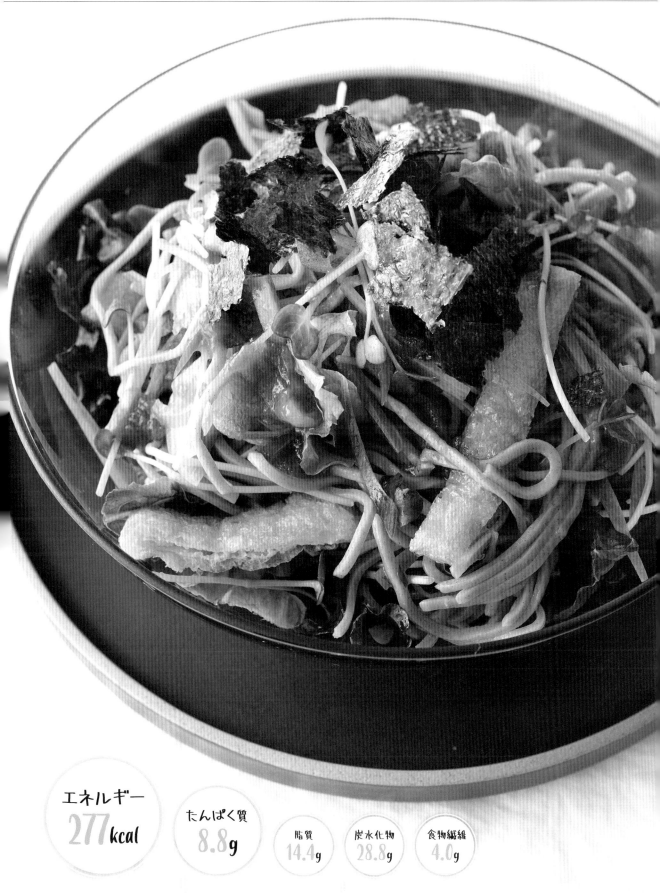

エネルギー
277kcal

たんぱく質
8.8g

脂質
14.4g

炭水化物
28.8g

食物繊維
4.0g

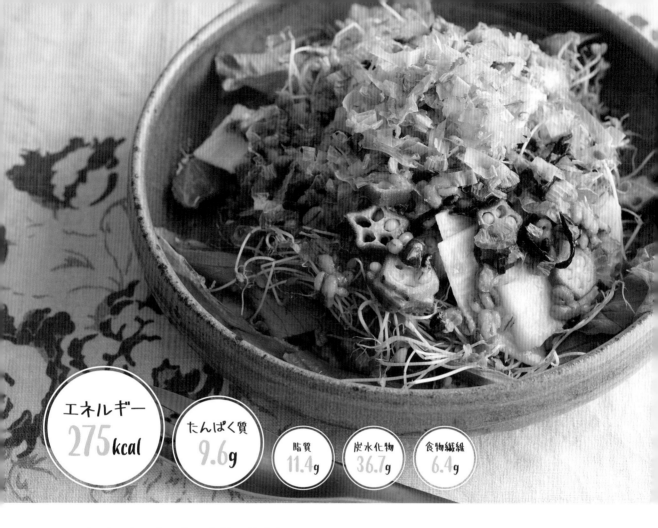

エネルギー
275kcal

たんぱく質
9.6g

脂質
11.4g

炭水化物
36.7g

食物繊維
6.4g

オクラと長いものネバネバ食材で健康的！

蒸し雑穀のネバネバサラダ

材料（1人分）

蒸し雑穀（または炊いた雑穀）.................................50g
オクラ 2本
長いも 50g
塩昆布 5g
レタス 2枚
ブロッコリースーパースプラウト 1/2パック
A【酢 大さじ1
　めんつゆ（3倍濃縮）...........................大さじ1/2
　オリーブ油...小さじ2】
削り節...2g

作り方

1 オクラは小口切りにし、長いもは短冊切りにする。

2 ボウルに蒸し雑穀、塩昆布、**1**を入れて混ぜ、混ぜ合わせた**A**を加えてよく和える。

3 器に食べやすい大きさにちぎったレタス、根元を切り落としたブロッコリースーパースプラウト、**2**を盛り、削り節をのせる。

食材memo

＜オクラ＞
ネバネバ成分のペクチンは食物繊維で、整腸作用が期待できる。

＜塩昆布＞
噛むたびに旨味が広がる塩昆布。食物繊維やミネラルが豊富。

お好みの野菜やヘルシーなパンを添えて召し上がれ

アボカドのディップサラダ

材料(1人分)

ブロッコリー 80g
アボカド.. 1/2個
ロメインレタス 3枚
全粒粉バゲット 20g
A【調製豆乳 大さじ1
　マヨネーズ 大さじ1
　レモン汁 小さじ1
　塩、こしょう .... 各少々
　にんにくのすりおろし .... 1/2かけ分】

作り方

1 ブロッコリーは小房に分けて耐熱容器に入れ、水大さじ1（分量外）をかける。ふんわりとラップをして電子レンジで1分30秒〜2分加熱し、粗熱をとる。バゲットは1cm厚さに切る。

2 ボウルにAを入れて混ぜ、アボカドを加えてフォークで粗くつぶしながら混ぜる。

3 器に1、ロメインレタスを盛り、2を添える。

食材memo

＜アボカド＞
栄養価が高く、「森のバター」ともいわれる。コクがあり満足感も◎。

＜ロメインレタス＞
低カロリーでカリウムを多んでいるので、むくみ予防に効果的。

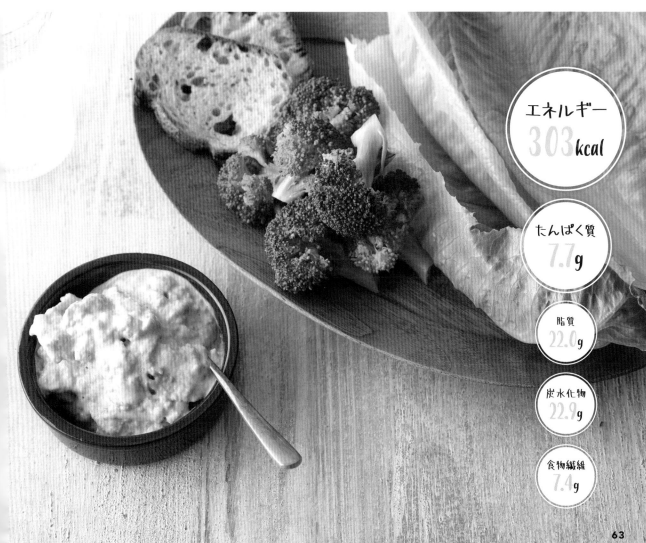

エネルギー
303kcal

たんぱく質
7.7g

脂質
22.0g

炭水化物
22.9g

食物繊維
7.4g

じゃことごま油の風味が春雨によくからんで美味

春雨とじゃこの中華風サラダ

材料(1人分)

春雨...20g
きゅうり.. 1本
にんじん................................. 1/4本(50g)
キャベツ .... 1枚(50g)
豆苗 1/2パック
A【ちりめんじゃこ........................5g
　ごま油、酢......................... 各大さじ1
　しょうゆ............................... 大さじ1/2
　ラカントS .... 小さじ1】

作り方

1 耐熱容器に春雨、かぶるくらいの水を入れ、ふんわりとラップをして電子レンジで2分〜2分30秒加熱する。ざるに上げて粗熱をとり、食べやすい長さに切り、水けをきる。

2 きゅうりは皮を縞目にむき、せん切りにする。にんじん、キャベツはせん切りにし、豆苗は根元を切り落として長さを半分に切る。

3 ボウルに1、2を入れ、混ぜ合わせたAを加えて和え、冷やしてからいただく。

食材memo

＜春雨＞
でんぷんが原料の春雨は、野菜やたんぱく質と合わせるとバランスが◎。

＜ちりめんじゃこ＞
カルシウムが豊富で、健康な骨をつくったり、精神を安定させる効果が。

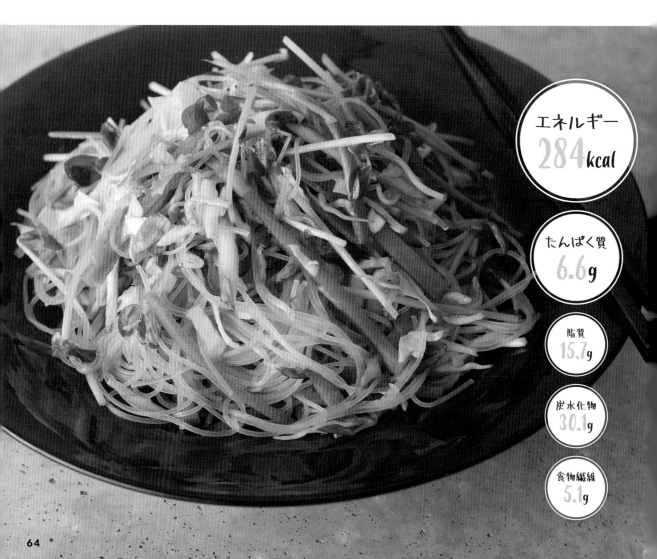

エネルギー
284kcal

たんぱく質
6.6g

脂質
15.7g

炭水化物
30.1g

食物繊維
5.1g

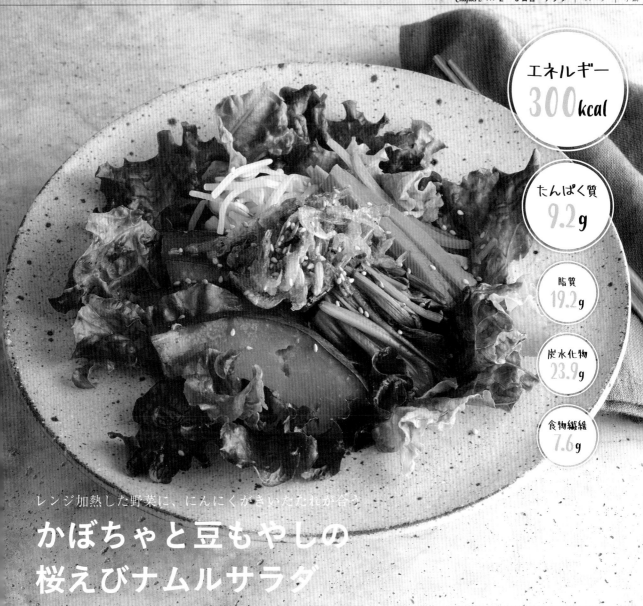

エネルギー
300kcal

たんぱく質
9.2 g

脂質
19.2 g

炭水化物
23.9 g

食物繊維
7.6 g

レンジ加熱した野菜に、にんにくがきいたたれが合う

かぼちゃと豆もやしの
桜えびナムルサラダ

材料 (1人分)

かぼちゃ	60g
にんじん	1/3本 (50g)
ほうれん草	50g
豆もやし	50g
サニーレタス	3枚
A【桜えび	5g
ごま油	大さじ1
にんにくのすりおろし	1かけ分
塩	小さじ1/4】
炒り白ごま	小さじ1

作り方

1 かぼちゃは薄いくし形切りにし、にんじんは細切りにする。

2 ほうれん草は4cm長さに切ってラップで包み、電子レンジで2分加熱する。水にさらし、水けをしぼる。

3 耐熱容器に1、豆もやしを入れ、水大さじ1 (分量外)をかけ、ふんわりとラップをする。電子レンジで3分加熱し、水けをきる。

4 器に食べやすい大きさにちぎったサニーレタスを敷き、2、3を盛る。混ぜ合わせたAをのせ、ごまをふる。

食材 memo

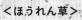
＜ほうれん草＞
ビタミンやミネラルが豊富で、健康や美容にうれしい効果が。

＜豆もやし＞
ビタミンCや、脂肪の燃焼を促す大豆たんぱく質が含まれる。

65

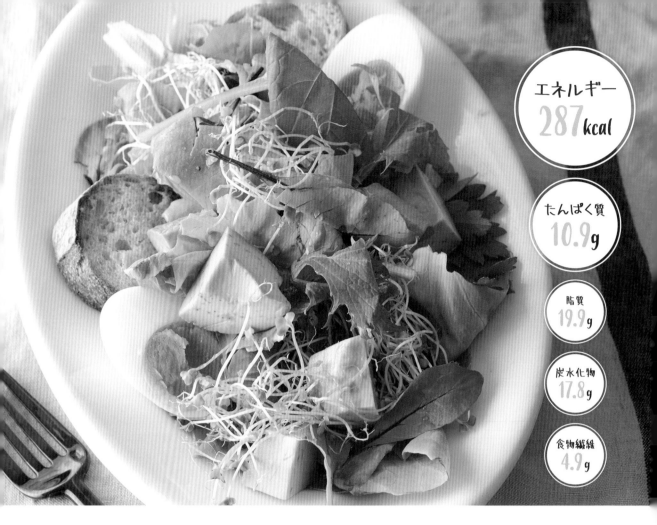

エネルギー
287kcal

たんぱく質
10.9g

脂質
19.9g

炭水化物
17.8g

食物繊維
4.9g

シンプルなドレッシングでさっぱり食べられる！

卵とアボカドの簡単サラダ

材料（1人分）

ゆで卵 1個
アボカド 1/2個
サラダ菜 5枚
ベビーリーフ .... 1袋（40g）
ブロッコリースーパースプラウト 1/2パック
全粒粉バゲット 20g
A【アマニ油 小さじ1
　レモン汁 小さじ1
　塩、粗びき黒こしょう .... 各少々】

作り方

1 ゆで卵は縦半分に切り、アボカドは一口大に切る。バゲットは1cm厚さに切ってから半分にちぎる。
2 器に食べやすい大きさにちぎったサラダ菜、ベビーリーフ、根元を切り落としたブロッコリースーパースプラウト、**1** を盛り、混ぜ合わせた **A** をかける。

食材memo

＜ブロッコリースーパースプラウト＞
マイルドな辛味が特徴。抗酸化作用があるので、老化防止に効果的。

＜アマニ油＞
オメガ３系脂肪酸を含み、血液をサラサラにする効果が期待できる。

プチプチのもち麦とくるみの食感が楽しめる和風サラダ

大豆もち麦とごぼうのポン酢サラダ

材料（1人分）

蒸し大豆ともち麦ミックス	1/2袋（35g）
ごぼう	1/4本（50g）
パプリカ（黄）	1/4個
小松菜	3株（80g）
スプラウト	1パック
くるみ	10g
サラダ菜	5枚
A【ポン酢しょうゆ	小さじ2
ごま油	小さじ2
ねりがらし	小さじ1/4】

作り方

1 ごぼうはピーラーでささがきにし、水に5分ほどさらして水けをきる。耐熱容器に入れ、ふんわりとラップをして電子レンジで5分加熱し、水けをきる。

2 パプリカは横半分に切ってから縦に薄切りにする。小松菜は4cm長さに切る。スプラウトは根元を切り落とす。くるみは砕く。

3 ボウルに1、2、蒸し大豆ともち麦ミックスを入れて和える。

4 器に食べやすい大きさにちぎったサラダ菜を敷いて3を盛り、混ぜ合わせたAをかける。

食材memo

＜ごぼう＞
水溶性の食物繊維が豊富で、腸内環境を整え、便秘解消に◎。

＜パプリカ（黄）＞
ビタミンCなどが豊富で、美肌や疲労回復にうれしい効果が。

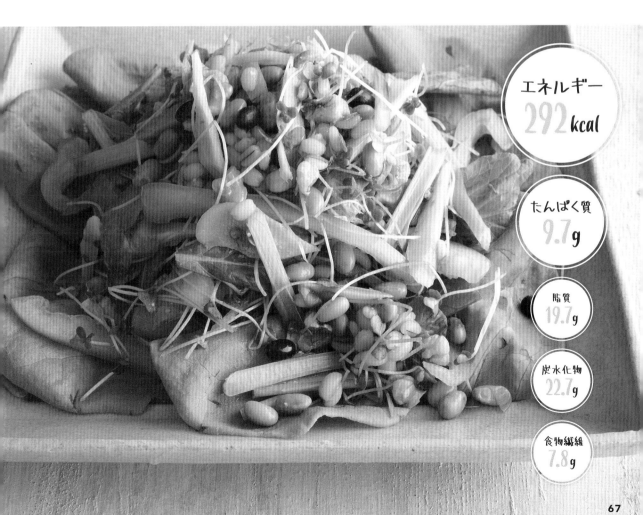

エネルギー **292** kcal

たんぱく質 **9.7** g

脂質 **19.7** g

炭水化物 **22.7** g

食物繊維 **7.8** g

明太子ソースで野菜をパクパク食べられる！

カリフラワーとじゃがいも、ほうれん草の明太ソースサラダ

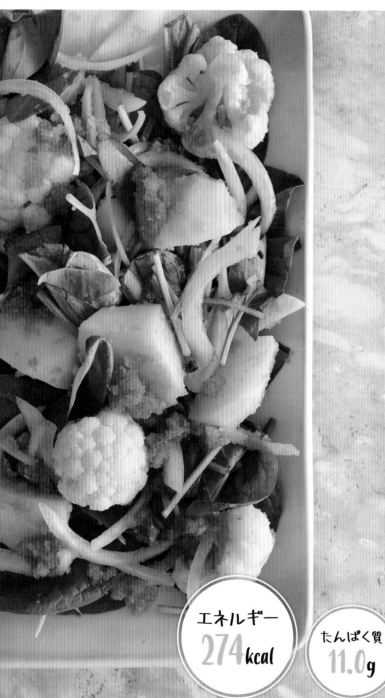

材料（1人分）

カリフラワー	1/4個（80g）
じゃがいも	1個
玉ねぎ	1/6個
サラダほうれん草	1株
にんにく	1かけ
からし明太子	1/2腹（30g）
オリーブ油	大さじ2
塩	少々

作り方

1 カリフラワーは小房に分け、じゃがいもは一口大に切る。

2 耐熱容器に入れ、水大さじ1（分量外）をかけ、ふんわりとラップをして電子レンジで2～3分加熱する。

3 玉ねぎは薄切りにして水にさらし、水けをきる。サラダほうれん草は食べやすい長さのざく切りにし、にんにくはみじん切りにする。明太子は薄皮をとり除いてほぐす。

4 フライパンにオリーブ油、にんにくを入れて弱火にかけ、香りが立ったら明太子を加え、塩で味をととのえる。

5 器にサラダほうれん草、2、玉ねぎを盛り、4をかける。

食材memo

＜カリフラワー＞
ビタミンCやカリウムが豊富なので、疲労回復やむくみ予防に効果的。

＜からし明太子＞
ビタミン類やミネラルが豊富な食材。風邪予防や美肌にも◎。

エネルギー **274kcal**

たんぱく質 **11.0g**

脂質 **16.3g**

炭水化物 **22.2g**

食物繊維 **4.7g**

さつまいもで食べ応えアップ！ 削り節の風味がおいしいサラダ

さつまいも、キャベツと にんじんのコールスロー風

材料（1人分）

キャベツ	2枚（100g）
にんじん	30g
塩	小さじ1/2
さつまいも	80g
A【マヨネーズ	大さじ1と1/2
調製豆乳	大さじ2
削り節	2g
塩、粗びき黒こしょう	各少々】
リーフレタス	50g

作り方

1 キャベツ、にんじんはせん切りにし、塩をふってもみ、しんなりしたら水けをしぼる。

2 さつまいもは皮つきのまま洗い、2cm角に切り、水に5分ほどさらす。水けをきって耐熱容器に入れ、ふんわりとラップをして電子レンジで3分加熱し、粗熱をとる。

3 ボウルに**A**を入れて混ぜ、**1**を加えて和え、**2**を加えてざっくり和える。

4 器に食べやすい大きさにちぎったリーフレタスを敷き、**3**を盛る。

食材memo

＜さつまいも＞
ビタミンCや食物繊維が豊富。便秘解消効果でお腹スッキリ。

＜にんじん＞
β-カロテンが豊富で、免疫力アップや美肌効果が期待できる。

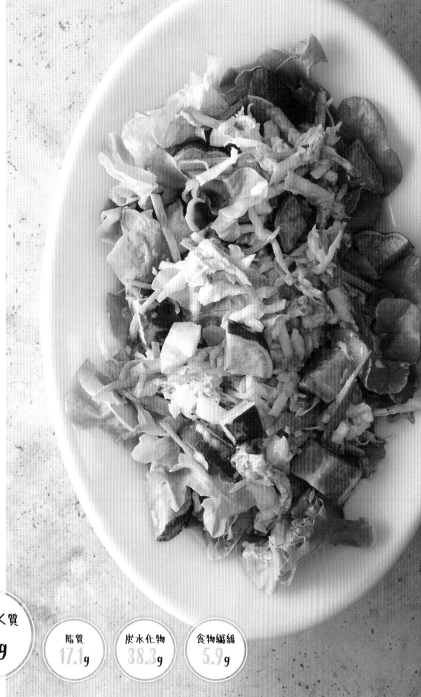

エネルギー
322kcal

たんぱく質
5.7g

脂質
17.1g

炭水化物
38.3g

食物繊維
5.9g

ひじきや削り節を使った和風サラダ

切り干し大根ともやしのごまマヨ和え

材料(1人分)

切り干し大根 20g
ひじき (乾燥) 5g
もやし 100g
きゅうり 1本
ミニトマト 4個
レタス 3枚
塩 ....少々
A【炒り白ごま 小さじ2
　マヨネーズ 大さじ1
　めんつゆ (3倍濃縮) 大さじ1
　水 ....大さじ1】
削り節 1g

作り方

1 切り干し大根、ひじきは熱湯に3分ほどつけてもどし、水けをきる。

2 耐熱容器にもやしを入れ、ふんわりとラップをして電子レンジで2分加熱し、水けをきる。きゅうりは斜め薄切りにしてからせん切りにし、塩でもんでしんなりしたら洗い、水けをしっかりしぼる。ミニトマトは半分に切る。

3 ボウルにAを入れて混ぜ合わせ、1、2を加えて和える。

4 器に食べやすい大きさにちぎったレタスを敷き、3を盛り、削り節をかける。

食材memo

＜切り干し大根＞
旨味や栄養が凝縮され、カルシウムや食物繊維を豊富に含む。

＜ひじき＞
低カロリーで、カルシウム、食物繊維、ビタミンAなどが含まれる。

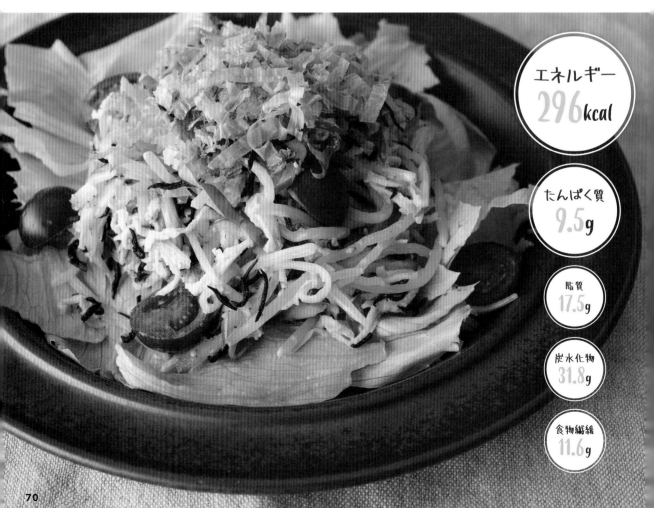

エネルギー
296kcal

たんぱく質
9.5g

脂質
17.5g

炭水化物
31.8g

食物繊維
11.6g

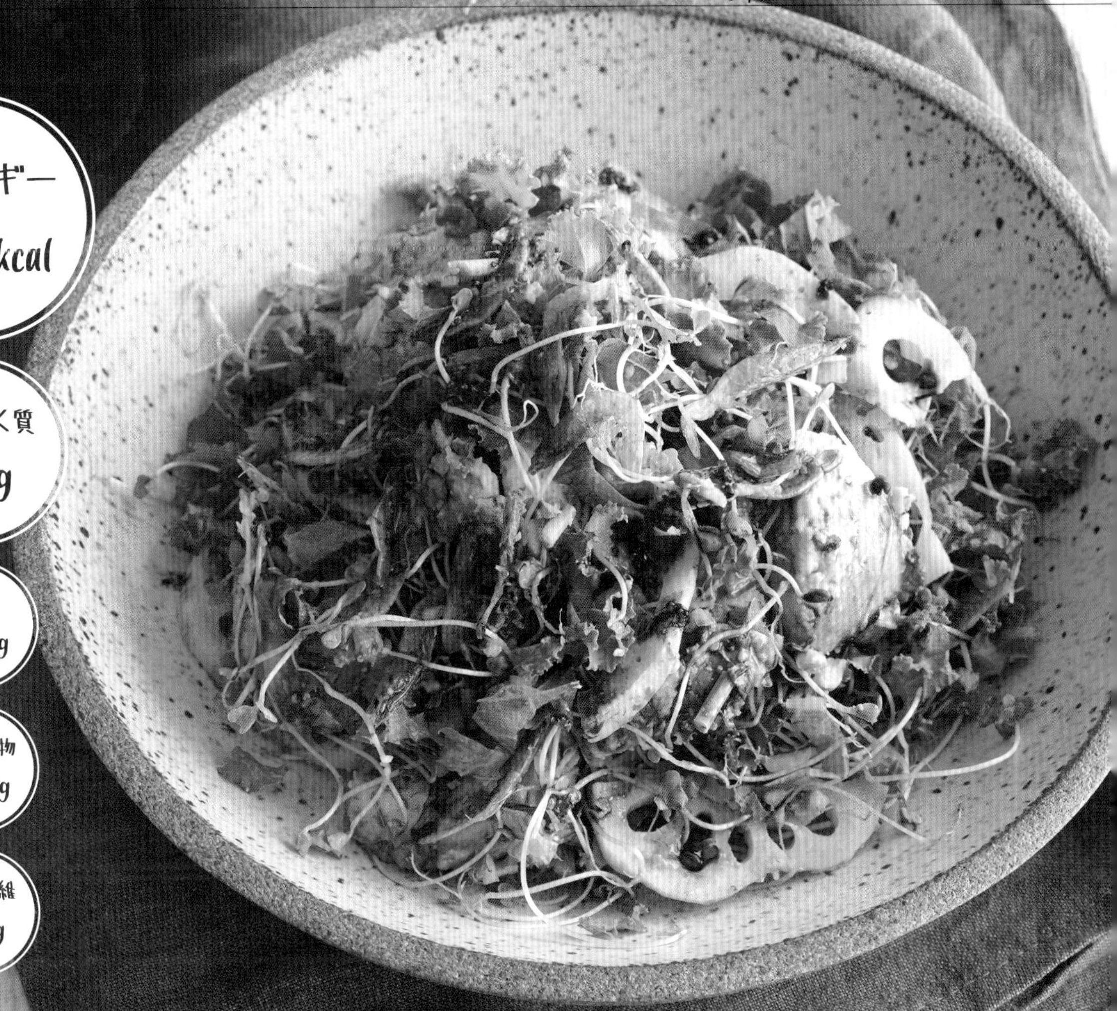

エネルギー
305kcal

たんぱく質
7.8g

脂質
23.3g

炭水化物
19.0g

食物繊維
6.4g

れんこんやくるみの食感と桜えびの旨味が◎！

ケールとれんこんのシャキシャキサラ

材料(1人分)

ケールの葉	2枚（50g）
れんこん	50g
くるみ	5g
アボカド	1/2個
ブロッコリースーパースプラウト	1/2パック
桜えび	5g
A【アマニ油	小さじ2
バルサミコ酢	大さじ1
しょうゆ	小さじ1/2
レモン汁	小さじ1
にんにくのすりおろし	1/2かけ分】

作り方

1 ケールは細切りにし、くるみは砕く。アボカドはスプーンでくりぬく。

2 れんこんは半月切りにし、5分ほど酢水（水400ml に酢小さじ1／分量外）につけてアクをとる。耐熱容器に入れ、ふんわりとラップをして電子レンジで3分加熱し、粗熱をとる。

3 2に1、ブロッコリースーパースプラウト、桜えびを入れ、混ぜ合わせたAを加えてよく和える。

食材memo

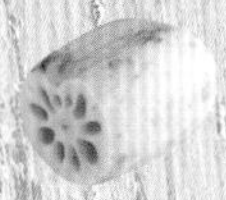

＜れんこん＞
ビタミンCやカリウム、食物繊維が豊富で、疲労回復、むくみ予防に。

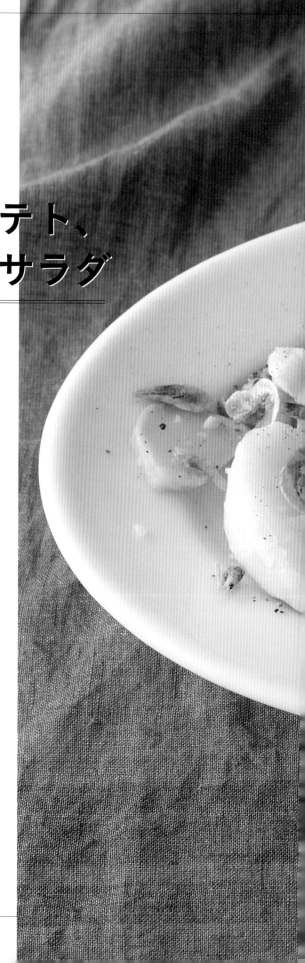

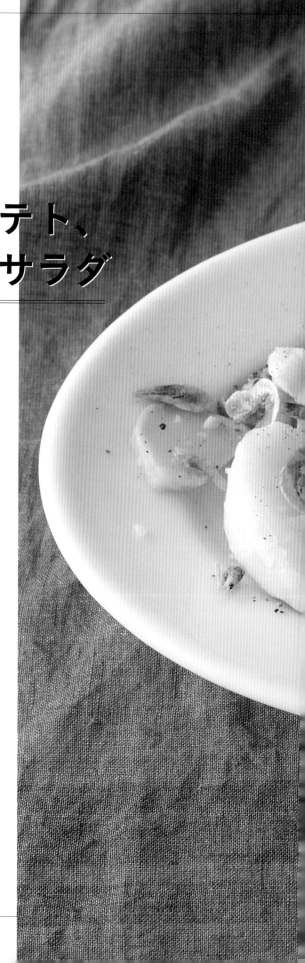

HOT サラダ

にんにくと桜えびで風味豊かなホットサラダ

ブロッコリーとポテト、桜えびのペペロンサラダ

材料（1人分）

じゃがいも	2個
ブロッコリー	100g
オリーブ油	大さじ1
にんにく	1/2かけ
赤唐辛子	1本
塩、粗びき黒こしょう	各少々
桜えび	5g

作り方

1 電子レンジ使用可のペーパータオルを水でぬらして軽くしぼり、じゃがいもを皮つきのまま包む。耐熱容器に入れてふんわりとラップをし、電子レンジで2分加熱する。上下を返してさらに1分30秒加熱し、粗熱がとれたら、皮をむいて4等分に切る。

2 ブロッコリーは小房に分け、にんにくはみじん切りにする。

3 フライパンにオリーブ油、にんにく、赤唐辛子を入れて弱火にかけ、じっくり香りを立てる。にんにくが色づいてきたら、ブロッコリー、1を加える。

4 中火で炒め、火が通ってきたら塩、粗びき黒こしょうで味をととのえ、桜えびをふる。

食材memo

＜桜えび＞
カルシウムが豊富で旨味もあり、料理に加えると満足感アップ。

＜オリーブ油＞
風味があり、幅広い料理に使える。エクストラバージンタイプがおすすめ。

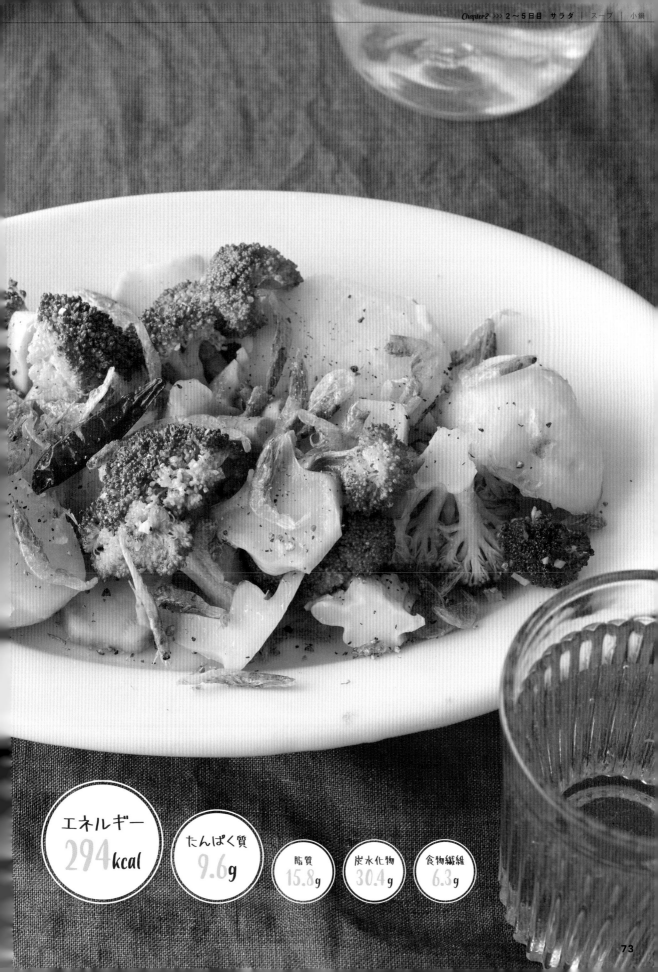

エネルギー
294kcal

たんぱく質
9.6g

脂質
15.8g

炭水化物
30.4g

食物繊維
6.3g

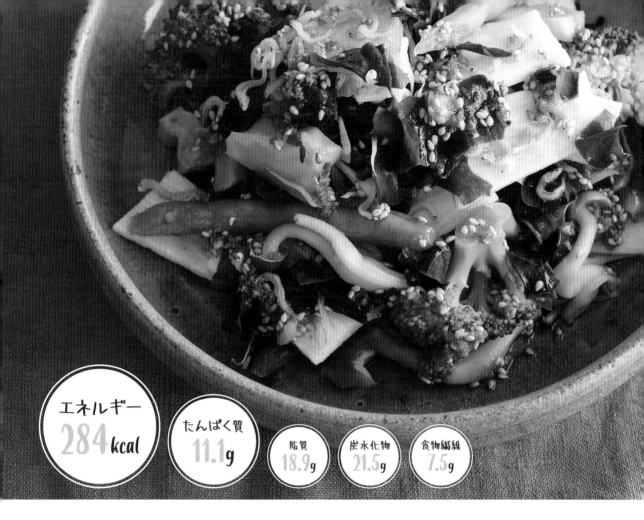

エネルギー
284kcal

たんぱく質
11.1g

脂質
18.9g

炭水化物
21.5g

食物繊維
7.5g

HOT サラダ 噛むたびに、長いもの食感やごまの風味が広がる！

じゃこと長いも、きのこの和サラダ

材料（1人分）

ブロッコリー 100g
さやいんげん.. 3本
しめじ..30g
長いも..80g
わかめ（乾燥）.. 2g
ちりめんじゃこ...5g
水..100ml
A【ごま油... 大さじ1
　 しょうゆ...小さじ2
　 酢..小さじ1
　 しょうがのすりおろし.....................................小さじ1
　 炒り白ごま...小さじ1】

作り方

1　ブロッコリーは小房に分け、さやいんげんは両端を切り落としてから食べやすい長さに切る。しめじは石づきを切り落としてほぐす。

2　長いもは短冊切りにする。わかめは水でもどし、水けをきる。

3　フライパンに1、水を入れて蓋をし、ゆでる。火が通ったら火を止め、蓋を少しずらしてフライパンを斜めにし、湯をきる。

4　器に3、2を入れて和え、ちりめんじゃこを散らし、混ぜ合わせたAをかける。

食材memo

＜しめじ＞
食物繊維が豊富で低カロリーなので、ダイエット中におすすめ。

＜わかめ＞
カリウムや食物繊維、ミネラルが豊富で、むくみや便秘解消に。

HOT サラダ

豆腐と明太子のディップが温かい野菜と相性抜群

彩り温野菜レンジサラダ

材料(1人分)

れんこん	20g
じゃがいも	1個
パプリカ(赤)	1/4個
ピーマン	1個
まいたけ	1/4パック
A【絹ごし豆腐	30g
からし明太子	1/2腹(30g)
マヨネーズ	大さじ1と1/2】

作り方

1 れんこんは半月切りにし、じゃがいもは皮つきのまま食べやすい大きさに切る。 パプリカ、ピーマンは縦に2cm幅に切る。まいたけは一口大にほぐす。

2 耐熱容器に1を入れ、水大さじ3(分量外)を全体に回しかけ、ふんわりとラップをして電子レンジで5分加熱する。

3 Aの豆腐はペーパータオルで包んで重しをのせ、軽く水きりをする。明太子は薄皮をとり除いてほぐす。Aを好みの状態まで混ぜ合わせる。

4 器に2を盛り、3を添える。

食材memo

<パプリカ(赤)>

黄パプリカよりβ-カロテンが豊富で、美肌にもうれしい効果が。

<絹ごし豆腐>

たんぱく質を含み、血液中のコレステロールを低下させる働きがある。

エネルギー **302**kcal

たんぱく質 **10.8**g

脂質 **19.0**g

炭水化物 **23.9**g

食物繊維 **3.8**g

2〜5日目は、1日目よりボリュームを落としてヘルシーな食事を心がけましょう。
噛み応えのある根菜のスープや、手軽に作れる注ぐだけのスープなど
その日の体調や気分で選べるレシピを紹介します。

冷凍野菜を使って包丁いらずの簡単スープ

大豆の豆乳トマトポタージュ

材料（1人分）

蒸し大豆 30g
冷凍ブロッコリー 60g
冷凍ミックスベジタブル 30g
A【顆粒コンソメ 小さじ1
　　トマトジュース 100ml
　　調製豆乳 .... 200ml】

作り方

1 耐熱容器にブロッコリー、ミックスベジタブルを入れ、ふんわりとラップをして電子レンジで1分30秒〜2分加熱する。

2 鍋に1、蒸し大豆、Aを入れて弱火にかけ、フツフツとしてきたら火を止める。

食材memo

＜冷凍ミックスベジタブル＞
手軽に数種類の野菜が食べられて、切る手間も省けるので忙しい日に◎。

＜トマトジュース＞
リコピンが豊富なものが多いが、食塩無添加のものがおすすめ。

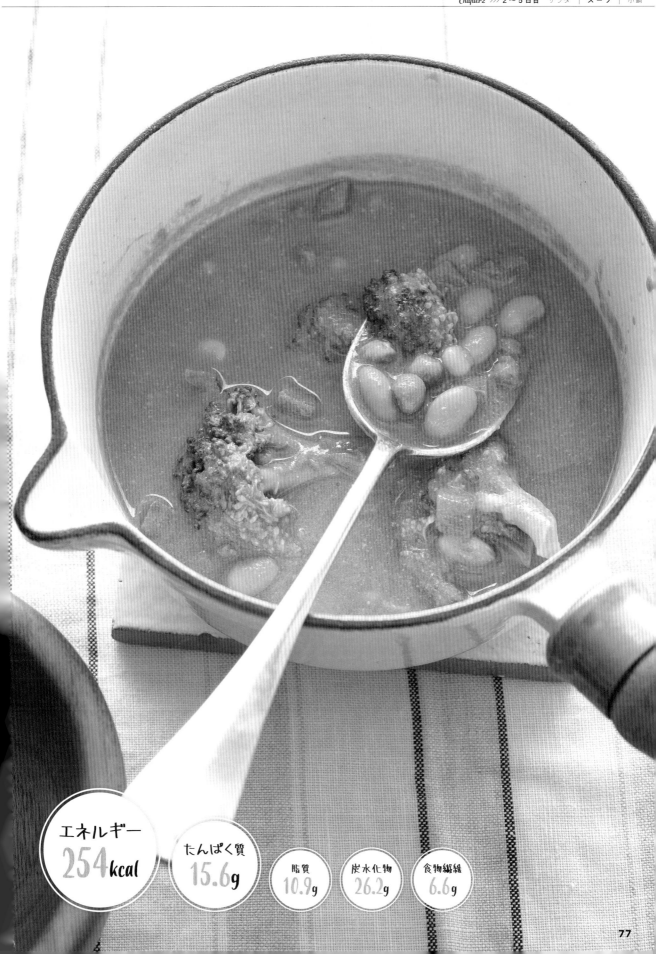

エネルギー
254kcal

たんぱく質
15.6g

脂質
10.9g

炭水化物
26.2g

食物繊維
6.6g

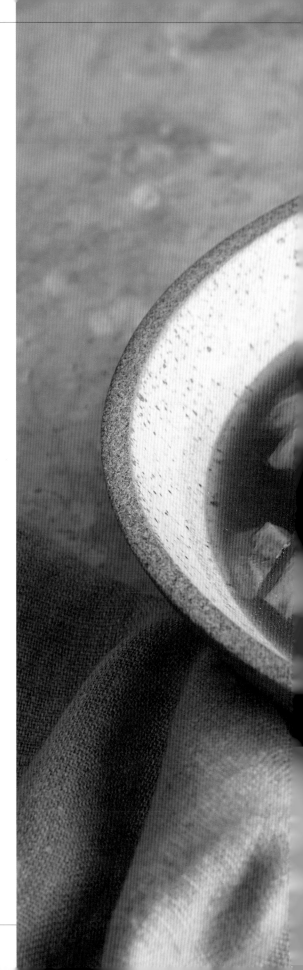

トマトの旨味が麩にしみ込んでおいしい！

トマトとポテトの
お麩入りスープ

材料（1人分）

麩	小6個（12g）
じゃがいも	1個
キャベツ	1.5枚（80g）
にんにく	1かけ
オリーブ油	大さじ1
カットトマト缶	100g
水	200ml
A【白ワイン	大さじ1
顆粒コンソメ	小さじ1
塩	少々】
パセリ（乾燥）	適宜

作り方

1 麩は水でもどし、水けをきる。じゃがいも、キャベツは1cm角に切る。 にんにくはみじん切りにする。

2 鍋を中火で熱してオリーブ油を引き、にんにくを加え、焼き色がついて香りが立つまで炒め、**1**を加える。油が全体になじんだら、トマト缶、水、**A**を加えて15分ほど煮込む。

3 火が通ったら器に盛り、お好みでパセリをふる。

食材memo

＜麩＞

小麦粉のグルテンが主原料の麩は、低脂肪でミネラルが豊富。

＜カットトマト缶＞

リコピンや旨味成分が生のトマトより多く含まれる。

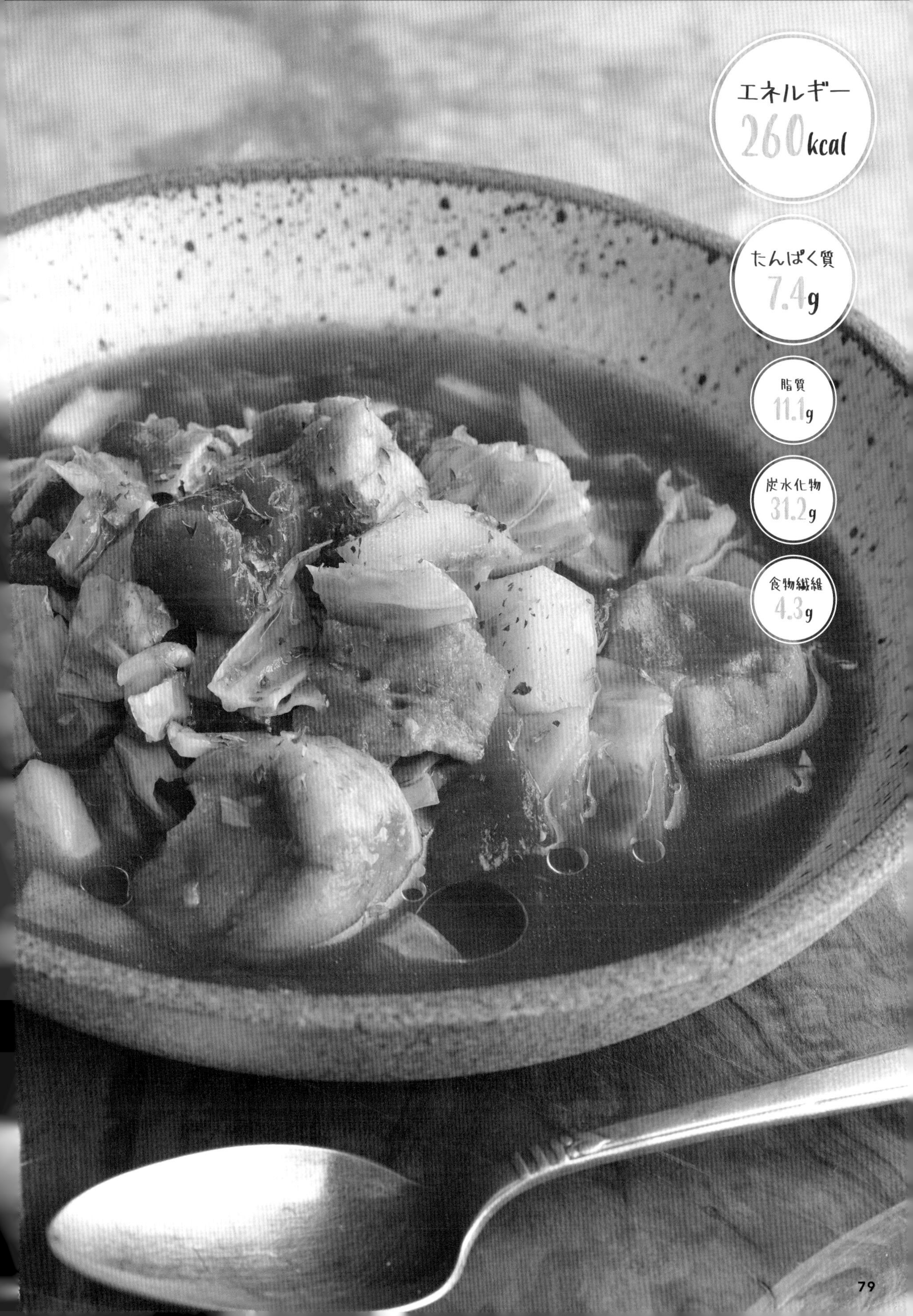

エネルギー
260kcal

たんぱく質
7.4g

脂質
11.1g

炭水化物
31.2g

食物繊維
4.3g

ネバネバ食材にナッツの食感がアクセント！

長いもと納豆、めかぶ、ナッツのみそ汁

材料（1人分）

長いも 100g
レタス 3枚
めかぶ .... 1パック（45g）
ひきわり納豆 .... 1/2パック（20g）
ごま油 小さじ2
A【顆粒和風だしの素 小さじ1/2
　　水 .... 200ml】
みそ 小さじ2
カシューナッツ 10g

作り方

1 長いもは5mm厚さのいちょう切りにし、レタスは食べやすい大きさにちぎる。

2 鍋にごま油を中火で熱し、**1**をさっと炒める。**A**を加え、具材に火が通ったら弱火にし、みそを溶き入れ、めかぶ、納豆を加えてひと煮立ちさせる。

3 器に盛り、砕いたカシューナッツを散らす。

食材memo

＜めかぶ＞
ネバネバ成分のフコイダンは免疫力を高める効果が期待できる。

＜ひきわり納豆＞
血糖値の上昇を抑える効果があり、粒納豆より栄養価が高い。

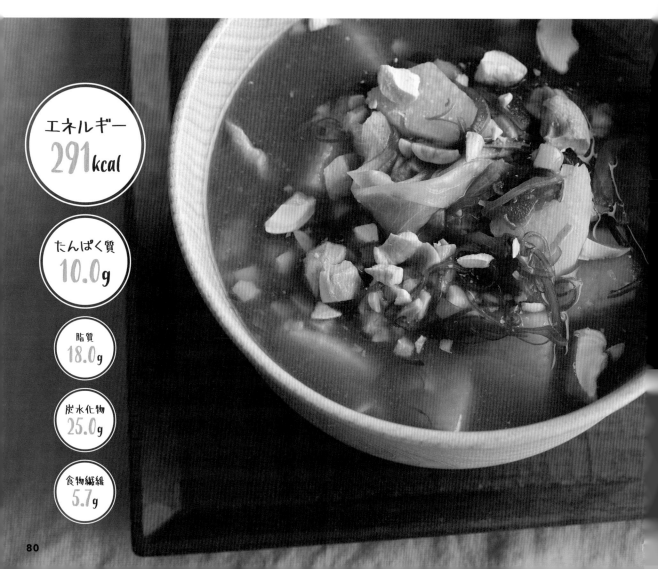

エネルギー
291kcal

たんぱく質
10.0g

脂質
18.0g

炭水化物
25.0g

食物繊維
5.7g

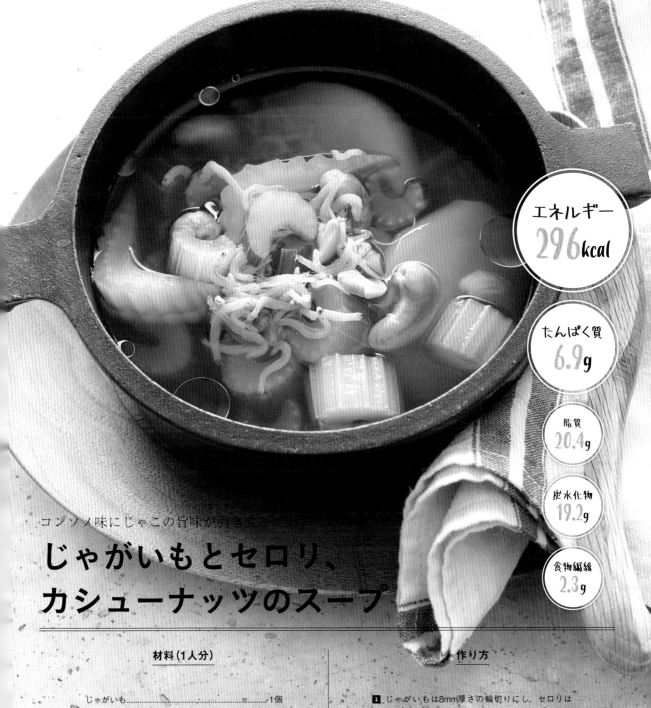

エネルギー
296kcal

たんぱく質
6.9g

脂質
20.4g

炭水化物
19.2g

食物繊維
2.3g

コンソメ味にじゃこの旨味が引き立つ

じゃがいもとセロリ、カシューナッツのスープ

材料（1人分）

じゃがいも..1個
セロリ...1/2本（50g）
A【顆粒コンソメ.............................小さじ1
　白ワイン..................................大さじ1
　水...................................300ml】
ちりめんじゃこ...............................5g
カシューナッツ.............................10g
オリーブ油..................................大さじ1
塩...................................少々

作り方

1. じゃがいもは8mm厚さの輪切りにし、セロリは8mm厚さに切る。
2. 鍋にA、1を入れて蓋をし、中火で7分ほど煮る。
3. カシューナッツ、ちりめんじゃこ、オリーブ油を加え、塩で味をととのえる。

食材memo

＜セロリ＞
低カロリーでヘルシー。むくみに効果的なカリウムが豊富。

＜カシューナッツ＞
亜鉛や鉄、ビタミン類が豊富で、健康や美容にうれしい効果が。

根菜やきのこ、もち麦の食物繊維でお腹スッキリスープ

もち麦の和風野菜スープ

材料（1人分）

蒸しもち麦（または炊いたもち麦）........................	25g
しいたけ...	2個
大根...	50g
にんじん...	1/6本（30g）
小松菜	3株（80g）
長ねぎ...	1/4本（25g）
A【顆粒和風だしの素...............................	小さじ1
しょうゆ..	小さじ2
水..	200ml】
オリーブ油..	小さじ2

作り方

1 しいたけは石づきを切り落とし、軸と笠は粗みじんに切る。大根、にんじんは皮つきのまま粗みじんに切り、小松菜、長ねぎは粗みじんに切る。

2 鍋にオリーブ油を熱し、1を入れてさっと炒め、Aを加えて中火で15分ほど煮る。

3 蒸しもち麦を加え、ひと煮立ちさせる。

エネルギー
216kcal

たんぱく質
6.6g

脂質
10.9g

炭水化物
25.9g

食物繊維
6.6g

食材memo

＜にんじん＞
免疫力を高めたり、抗酸化作用のあるβ-カロテンが豊富に含まれる。

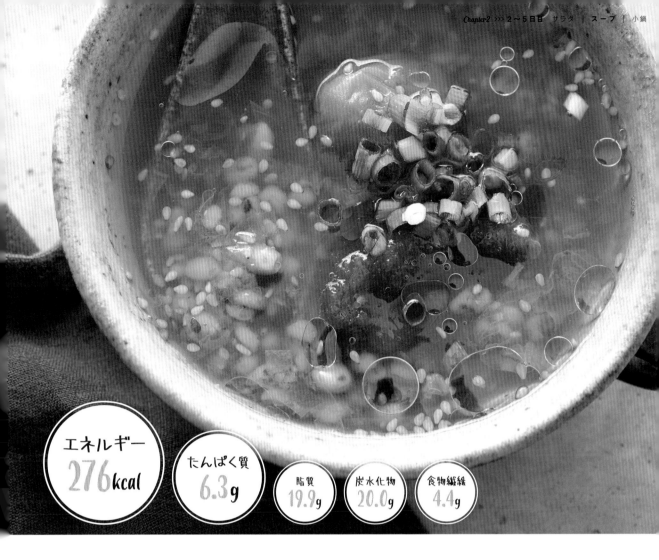

エネルギー
276kcal

たんぱく質
6.3g

脂質
19.9g

炭水化物
20.0g

食物繊維
4.4g

器に材料を入れるだけでできるクイックスープ

梅とろろ昆布の雑穀入り注ぐだけスープ

材料（1人分）

蒸し雑穀（または炊いた雑穀）	50g
梅干し	1個
削り節	2g
とろろ昆布	ふたつまみ
炒り白ごま	大さじ1
しょうゆ	小さじ1
万能ねぎ（小口切り）	2本分
熱湯	200ml
オリーブ油	大さじ1

作り方

器に熱湯、オリーブ油以外の材料を入れ、熱湯を注ぎ、オリーブ油をかける。

食材memo

＜梅干し＞
酸味の成分であるクエン酸は、疲労を回復する効果が期待できる。

＜とろろ昆布＞
フコイダンが含まれ、中性脂肪を低下させる働きがある。

しょうが入りで体がほかほか。ほっと落ち着くスープ

かぶと里いもの豆乳スープ

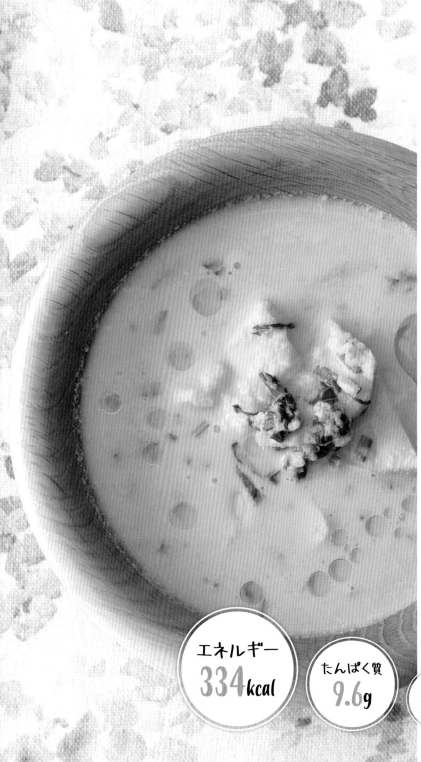

材料（1人分）

かぶ	2個（80g）
かぶの葉	20g
里いも	1個（60g）
しょうが	1かけ
A【顆粒和風だしの素	小さじ1
塩	小さじ1/3
水	100ml】
調製豆乳	200ml
オリーブ油	大さじ1

作り方

1 かぶの葉は小口切りにし、里いもは食べやすい大きさに切る。かぶ、しょうがはすりおろす。

2 鍋に1、Aを入れ、野菜がやわらかくなるまで中火で煮る。豆乳を加えてひと煮立ちさせ、オリーブ油をふる。

食材memo

＜里いも＞
ぬめり成分のムチンは水溶性食物繊維で、腸内環境を整える働きが。

エネルギー
334kcal

たんぱく質
9.6g

脂質
22.4g

炭水化物
23.8g

食物繊維
3.9g

ごろごろの噛み応え抜群の具材で満足感バッチリ

油揚げと根菜の和風カレースープ

材料(1人分)

油揚げ 1枚
かぶ ....1/2個（20g）
れんこん 30g
にんじん.............................1/6本（30g）
ブロッコリー 80g
玉ねぎ 1/8個
オリーブ油 小さじ2
A【顆粒コンソメ 小さじ1
　　水..............................300ml】
カレー粉 大さじ1/2
しょうゆ................................... 小さじ1
塩、こしょう ....各少々

作り方

1 油揚げは1cm幅に切る。かぶ、れんこんは半月切りにし、にんじんは食べやすい大きさに切る。ブロッコリーは小房に分ける。
2 玉ねぎはみじん切りにする。
3 鍋にオリーブ油を弱火で熱し、2を炒める。1、Aを加え、野菜がやわらかくなるまで中火で煮る。カレー粉、しょうゆを加え、塩、こしょうで味をととのえる。

食材memo

＜油揚げ＞
イソフラボンや大豆たんぱく質など大豆由来の栄養が豊富。

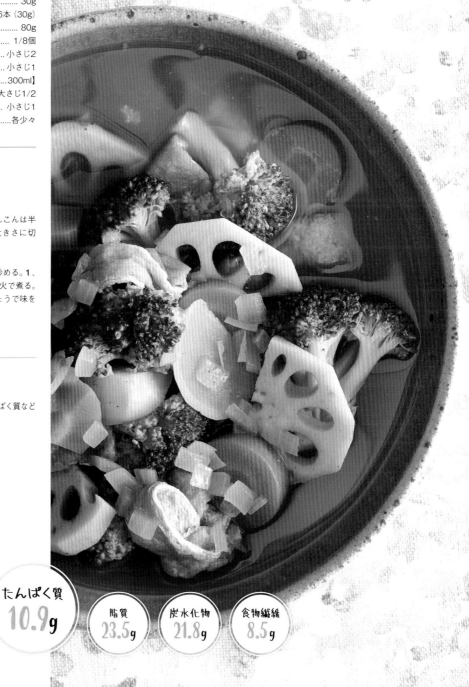

エネルギー **336kcal**
たんぱく質 **10.9g**
脂質 **23.5g**
炭水化物 **21.8g**
食物繊維 **8.5g**

Day 2-5 ● ONE-POT ～小鍋～

鍋と言えどもバリエーションはたくさん。ここでは、韓国風、洋風、和風の鍋をご紹介。
断食中を忘れてしまうような、具だくさんで、食べごたえのある鍋があれば
食事を楽しみながらダイエットができるはず。

ピリ辛のスープでヤミツキになるおいしさ！

あさりのチゲ鍋

材料（1人分）

あさり（砂出ししたもの）	50g
キムチ	50g
にら	30g
長ねぎ	1/4本（25g）
里いも	2個
ごま油	大さじ1
もやし	100g
水	300ml
顆粒和風だしの素	2g

作り方

1 にらは3cm長さに切り、長ねぎは斜め薄切りにする。里いもは1.5cm厚さの輪切りにする。

2 鍋にごま油を強火で熱し、にら、長ねぎ、もやし、あさりを入れてさっと炒め、水、だしの素、里いも、キムチを加えて中火にし、火が通るまで煮る。

食材memo

＜あさり＞
旨味成分でもあるタウリンが豊富で、血液をサラサラにする効果が。

＜キムチ＞
乳酸菌が腸内環境を整え、辛味成分が脂肪を分解する効果も。

エネルギー
270kcal

たんぱく質
7.4g

脂質
15.6g

炭水化物
26.2g

食物繊維
6.8g

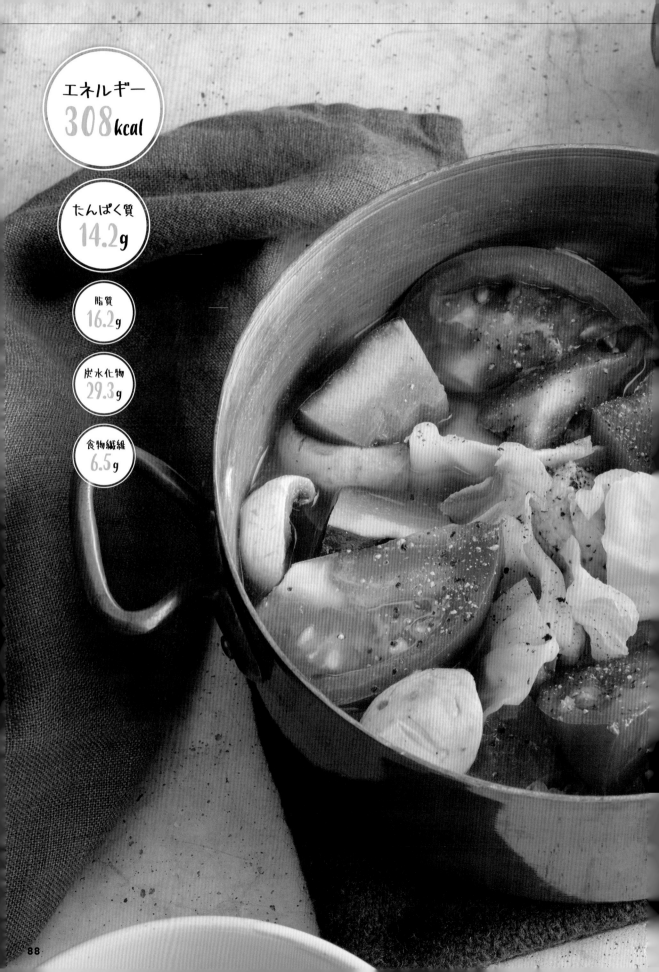

エネルギー
308kcal

たんぱく質
14.2g

脂質
16.2g

炭水化物
29.3g

食物繊維
6.5g

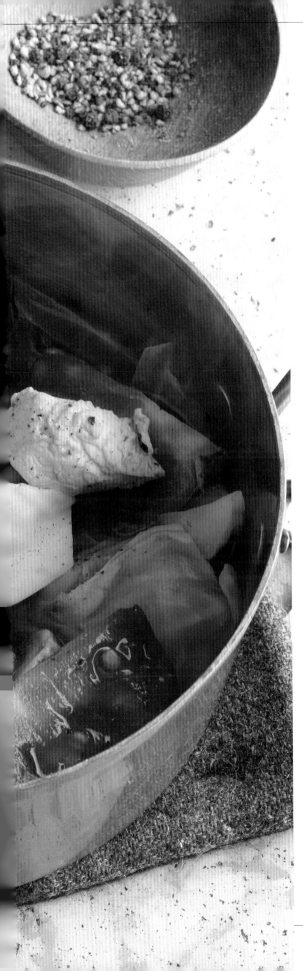

大きめの具材で食べ応えもバッチリ！

トマトと
かぼちゃの洋風鍋

材料（1人分）

トマト	1個
かぼちゃ	60g
キャベツ	2枚（100g）
マッシュルーム	3個
鶏ささ身	1本
A【顆粒コンソメ	小さじ1
水	300ml】
粗びき黒こしょう	少々
オリーブ油	大さじ1

作り方

1 キャベツはざく切りにし、トマトはくし形切りにする。マッシュルームは軸をとり除き、4等分に切る。かぼちゃ、ささ身は食べやすい大きさに切る。

2 鍋にA、1を入れて強火にかけ、煮立ったら火を弱め、具材に火が通るまで煮る。

3 オリーブ油を加え、粗びき黒こしょうで味をととのえる。

食材memo

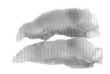

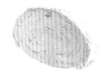

＜鶏ささ身＞

低カロリーのささ身は、ダイエット中におすすめの食材。

＜キャベツ＞

ビタミンCを豊富に含んでいるので、疲労回復や美肌に効果的。

大根おろしが具材にからんで美味

豆苗の
みそみぞれ鍋

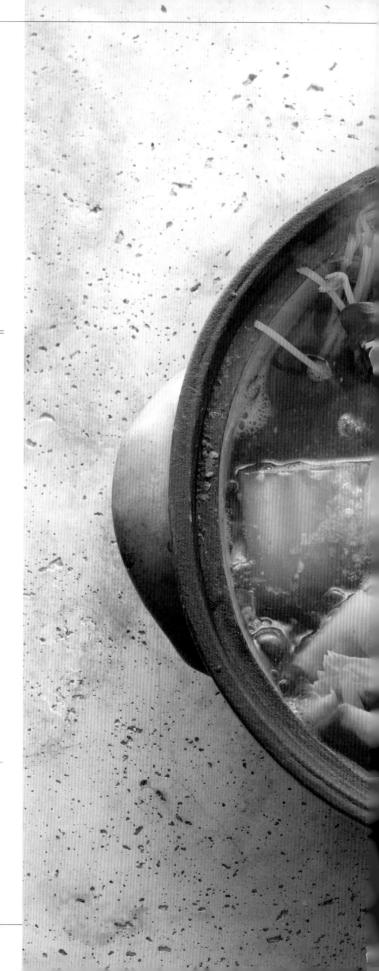

材料（1人分）

豆苗	1/2パック
木綿豆腐	50g
白菜	2枚（100g）
長ねぎ	1/4本（25g）
えのきだけ	30g
水	300ml
顆粒和風だしの素	2g
みそ	30g
しょうがのすりおろし	小さじ1
大根おろし	60g
七味唐辛子	適宜

作り方

1 豆腐は一口大に切り、豆苗は根元を切り落とす。白菜はざく切りにし、長ねぎは1cm厚さの斜め切りにする。えのきだけは石づきを切り落としてほぐす。

2 鍋に水、だしの素、**1**を入れて蓋をし、強火にかけて煮立てる。

3 具材に火が通ったら弱火にし、みそを溶き入れ、しょうがを加えて混ぜる。軽く水けをきった大根おろしを加え、お好みで七味唐辛子をふる。

食材memo

＜えのきだけ＞

ビタミン類や食物繊維が豊富。低カロリーなのでダイエット中に◎。

エネルギー
306kcal

たんぱく質
10.6g

脂質
18.5g

炭水化物
27.2g

食物繊維
9.4g

たまには手軽に！

市販の雑穀商品と食材を組み合わせて手軽に

毎食、一から作るのは大変……というときは、市販品を上手に使いましょう。
野菜などを補えば、ボリュームも栄養バランスもパーフェクト。身近な雑穀スープなどを使って。

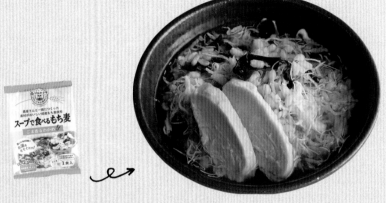

エネルギー	**275**kcal
たんぱく質	**14.8**g
脂質	**11.2**g
炭水化物	**31.5**g
食物繊維	**6.0**g

サラダチキンで食べ応えもしっかり！

スープで食べるもち麦 ごま香るわかめアレンジ

材料（1人分）

スープで食べるもち麦 ごま香るわかめ 1袋
サラダチキン（プレーン／市販品）.............................50g
せん切りキャベツ（市販品でも可）..........................100g
オリーブ油..小さじ2

作り方

1 サラダチキンは食べやすい厚さに切る。
2 器にもち麦、1、キャベツを入れ、熱湯150ml（分量外）を注ぎ、添付の粉末スープを加えて混ぜ、オリーブ油をかける。

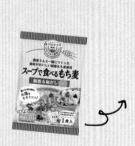
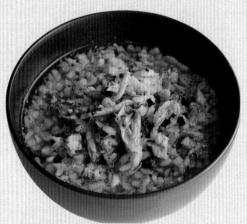

エネルギー	**256**kcal
たんぱく質	**10.1**g
脂質	**11.2**g
炭水化物	**32.3**g
食物繊維	**8.5**g

梅と桜えびで香りのいい簡単スープ

スープで食べるもち麦 梅香る和だしアレンジ

材料（1人分）

スープで食べるもち麦 梅香る和だし..........................1袋
ブロッコリーライス（市販品）....................1/2袋（150g）
桜えび..5g
オリーブ油..大さじ1

作り方

1 ブロッコリーライスは袋の表示通りに電子レンジで解凍する。
2 器にもち麦、1、桜えび、添付のスープを入れ、熱湯150ml（分量外）を注ぎ、オリーブ油をかける。

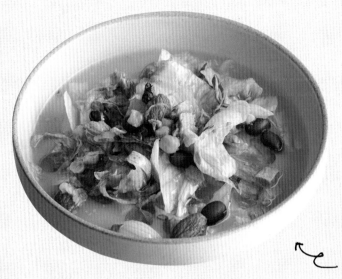

エネルギー
293kcal

たんぱく質
11.9g

脂質
21.0g

炭水化物
15.0g

食物繊維
2.0g

シャキッとしたレタスとアーモンドの食感が楽しい！

スープ仕立てのサラダ用 ごま豆乳アレンジ

材料（1人分）

スープ仕立てのサラダ用 シナモン香るごま豆乳ソース............1袋
カットレタス（市販品でも可）..80g
アーモンド..10g
オリーブ油...大さじ1

作り方

深めの器にスープ仕立てのサラダ用ソース、レタス、アーモンドを入れ、熱湯250ml（分量外）を注ぎ、オリーブ油をかける。

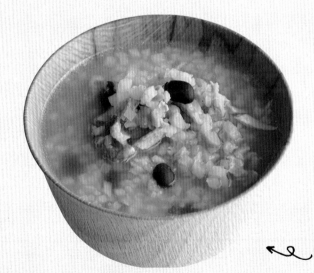

エネルギー
281kcal

たんぱく質
13.2g

脂質
20.3g

炭水化物
13.8g

食物繊維
3.7g

ゆずの香りが広がる、さらっと食べられるスープ

スープ仕立てのサラダ用 生姜白湯アレンジ

材料（1人分）

スープ仕立てのサラダ用 ゆず香る生姜白湯ソース 1袋
カリフラワーライス（市販品）......................1/3袋（100g）
くるみ 10g
オリーブ油...大さじ1

作り方

1 カリフラワーライスは袋の表示通りに電子レンジで解凍する。
2 深めの器にスープ仕立てのサラダ用ソース、1、くるみを入れ、熱湯250ml（分量外）を注ぎ、オリーブ油をかける。

さくいん

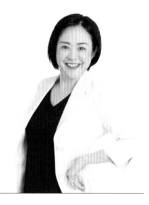

麻生れいみ

管理栄養士。過去に、自らが健康的に20kgの減量に成功した体験を持つ。当時、流行していたダイエット法と違っていたため、疑問を抱き栄養学を学んだことから、管理栄養士に。服部栄養専門学校栄養士科卒業。　「食べてやせて健康になる」ダイエット法で、これまでに約6000人を指導。管理栄養士として、大手企業の特定保健指導・栄養相談、病院の臨床研究においての栄養療法を監修し、医薬に頼りすぎない新しい治療法をサポートしている。医療と予防医学、栄養学を深く結びつける役割を担うべく、料理研究を行う。そのほか、飲食店メニュー開発、調理指導、フードコーディネート、講演、商品開発など活動は多岐にわたる。著書も多数で累計100万部を突破。

Staff　デザイン：高山圭輔
　　　　撮影：原ヒデトシ
　　　　スタイリング：遠藤文香
　　　　ヘア＆メイク：中村巴美
　　　　企画協力：名和裕寿　原あかり（SDM）
　　　　校正：荒川照実
　　　　取材・編集協力：丸山みき（SORA企画）
　　　　編集アシスタント：岩本明子　樫村悠香（SORA企画）
　　　　企画・編集：中野桜子

3kg体重リセットは簡単！

5日だけゆる断食！インターバルダイエット

発行　　2020年1月29日　初版 第1刷発行

著者　　麻生れいみ
発行者　細野義朗
発行所　株式会社SDP
　　　　〒150-0021　東京都渋谷区恵比寿西2-3-3
　　　　TEL　03（5459）8610（営業部）
　　　　ホームページ http://www.stardustpictures.co.jp
印刷製本　図書印刷株式会社

ISBN 978-4-906953-77-6
©2020 SDP　Printed in Japan

《参考文献》
Fasting-mimicking diet and markers/risk factors for aging, diabetes, cancer, and cardiovascular disease
Sci Transl Med.2017 Feb15;9(377).
Fasting-Mimicking Diet Promotes Ngn3-Driven β-Cell Regeneration to Reverse Diabetes.　Cell. 2017 Feb 23;168(5):775-788.e12.
THE　LONGEVITY DIET　Valter Longo
慶應ヘルスサイエンスニューズレター　坪田一男教授
日本抗加齢医学会雑誌　2017　vol.13no.3
日本抗加齢医学会雑誌　2015　vol.11no.2
日経ヘルス 2018年9月号